Die Vögel singen auch bei Regen

KEA VON GARNIER

Die Vögel singen auch bei Regen

DAS LEBEN LIEBEN TROTZ PSYCHISCHER ERKRANKUNGEN

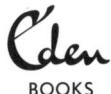
BOOKS

Inhalt

Two roads diverged in a wood, and I—
I took the one less traveled by,
And that has made all the difference.[1]

R. Frost

Dieses Buch enthält das geronnene Wissen aus 35 Jahren Leben mit psychischen Erkrankungen. Es soll aufklären und sensibilisieren, aber vor allem soll es Mut machen. Und hinterfragen, ob die Normalität, die wir als Gesellschaft definiert haben, am Ende nicht ein Zustand ist, dem eigentlich niemand entspricht. Das Buch ersetzt keine Therapie – aber es kann ein zusätzlicher Wegbegleiter und Kraftspender sein. Um den Prozess der Enttabuisierung psychischer Erkrankungen voranzutreiben, erzähle ich in diesem Buch meine Geschichte. Eine Geschichte, in der sich einige Leser*innen vielleicht in Teilen wiederfinden können.

Mir ist wichtig, dass dieses Buch mehr bietet als eine spannende Lektüre. Deshalb ist das 10. Kapitel explizit als konkrete Hilfestellung für meine Leser*innen gedacht. Darin gebe ich das KEN-Programm wieder, mit dem ich therapeutisch am erfolgreichsten gearbeitet habe. Dieses Kapitel funktioniert auch für sich genommen, unabhängig von meiner individuellen Lebensgeschichte. Es soll immer wieder aufgeschlagen werden können, um hilfreiche Passagen nochmals zu lesen oder zu markieren und für sich mit den darin beschriebenen Schritten zu arbeiten. Es ist ein komprimierter Überblick über eine Herangehensweise, die vielleicht als Einstieg in einen gesünderen Umgang mit den eigenen Gefühlen dienen kann.

Die übrigen Kapitel erzählen die Geschichte eines Lebens, das meine Erkrankungen geprägt haben. Kindergarten und Schule zu besuchen, Freund*innen zu treffen, einen Beruf zu ergreifen, den eigenen Lebensunterhalt zu verdienen – vieles, was für andere selbstverständlich ist, war in meinem Leben mit heftigen Kämpfen verbunden.

Trotzdem ist es auch eine Geschichte von Fortschritt, von Versöhnung und davon, dass das Leben manchmal Umwege nimmt, die sich am Ende als entscheidende Weichenstellungen herausstellen. Eine Geschichte von vielen, die zeigt, dass es trotz und mit einer solchen Erkrankung möglich ist, ein erfülltes und kreatives Leben zu führen. Weil unser persönlicher Erfolg eben nicht nur daran hängt, ob wir den Erwartungen der Gesellschaft entsprechen. Sondern weil ein erfolgreiches Leben vor allem eines ist, in dem wir uns wahrhaft lebendig fühlen. Lebendigkeit ist flüchtig, sie hat keine bekannten Namen, sie blitzt hervor, ein Schlaglicht, ein Ton, eine Wolke, die Stille nach den letzten Worten eines Gedichts. Wir wollen an ihr festhalten, aber ihre Natur ist es, immer wieder neu gefunden werden zu müssen.

Für meine Eltern

Prolog

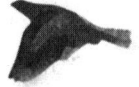

Je höher ich komme, desto langsamer werden meine Schritte. Der Boden im Treppenhaus ist hässlich, liebloses Terrazzo aus den Fünfzigerjahren, rot-graue Splitter in schmutzigem Weiß. Ich hätte auch den Aufzug nehmen können, aber in Aufzügen kriege ich Beklemmungen. Vor der Tür im zweiten Stock bleibe ich stehen. »Berliner Krisendienst« steht neben dem Klingelschild. Ich höre Schritte hinter mir. Eine Frau schnauft die Treppen herauf, ich tue unbeteiligt, krame in meiner Handtasche, senke den Blick. Sie verschwindet in der Lungenfacharztpraxis nebenan.

Unschlüssig trete ich einen Schritt zurück und schaue aus dem Fenster. Es regnet, die Pfützen stehen auf der Straße wie ganze Teiche. Noch ist nicht Abend, aber es kommt mir vor, als wäre ich in die dunkelste Stadt der Welt gezogen. Voller Sprühregen und hängender Mundwinkel und voller Hundekot und einsamer Mädchen mit weinrotem Lippenstift. Nur diese großen, weiten Plätze, auf denen man atmen kann, die sind meine Rettung. Aber auch das klappt in letzter Zeit nicht mehr so gut und hier, in dem Treppenhaus, das nach billigem Parfum riecht und nach Schweiß, schon gar nicht.

In meiner rechten Manteltasche suchen meine Finger nach dem Pfefferminzöl. Ich drehe die Verschlusskappe auf, lege den Kopf in den Nacken und lasse einen Tropfen auf meine Zunge fallen. Tränen schießen mir in die Augen. Der ätherische Nebel zieht in Sekundenschnelle durch meinen ganzen Kopf, den Rachen, die Nebenhöhlen, bis in die Ohren. Ich lehne mich an die Wand und schließe die Augen. In meinem Kopf wird es still. Langjährige Konditionierung macht das möglich. Allein der Geruch von Pfefferminze hat mittlerweile eine beruhigende Wirkung auf mich. *Skill* nennen das die Therapeuten: einen Reiz setzen, der die überstarke Spannung im Körper bei Angstzuständen regulieren soll. Es funktioniert. Nicht immer, aber zumindest jetzt, für den Moment. Langsam öffne ich meine Augen, wische mit dem Handrücken die Tränen ab. Was jetzt? Klingeln oder umkehren?

Berliner Krisendienst. Ich starre auf die Schrift, blau auf weiß. Darüber das Logo, konzentrische Kreise mit Lücken darin, wahrscheinlich wie in den Köpfen der Menschen, die hier klingeln. Die nicht mehr wissen, wie es weitergehen soll.

Wer hat wohl schon alles auf diesen Knopf gedrückt und warum? Ist es bei mir überhaupt schlimm genug?

Ich bin doch nur eine von Hunderten junger Frauen, die jedes Jahr nach Berlin ziehen, um sich ein besseres Leben aufzubauen, und die schließlich an einem Sonntagnachmittag feststellen, dass sie ihren ganzen seelischen Grießbrei in ihrem Koffer mitgebracht haben. Zählt das überhaupt in der Hauptstadt der Einsamkeit?

Immerhin, eine kaputte Ehe steht schon in meiner Bilanz. Und eine hübsche Reihe von Psychotherapien, aufgereiht in meinem Lebenslauf wie auf einer Perlenschnur, zwischen den Jahren 12 und 32. Sie alle haben geholfen, aber keine genug. Die Leere ist immer noch da, die wehtut, wenn alles andere still wird und man im Bett liegt und so früh wach wird, dass die feierwütige Nachbarin schräg unten links noch nicht einmal zu Bett gegangen ist. Wenn ich in letzter Zeit allein in meiner Wohnung bin, bekomme ich ernsthaft Angst, verrückt zu werden. Deshalb renne ich seit Wochen durch die Stadt, studiere Schaufenster in Einkaufscentern und Bildbände über längst verstorbene Schauspieler in den Bibliotheken, laufe über Wochenmärkte und Stadtteilfeste, nur um unter Menschen zu sein. Betont langsam, damit der Kontakt zur Welt möglichst lange hält. Abends bin ich davon so erschöpft, vom Einsam-unter-vielen-Sein, dass ich gerade noch so die Futterdosen für die Katzen öffnen kann, bevor ich mich im Mantel aufs Bett lege und bei laufendem Radio einschlafe. Mich weckt der Wetter-bericht, und er ist immer schlecht. Wegen der Ängste und der Leere kann ich nicht mehr arbeiten, und ich weiß nicht, wovon ich im nächsten Monat meine Miete zahlen soll. Okay, es ist doch schlimm genug. Mein Finger ruht für drei Sekunden auf dem Klingelknopf. Nichts passiert. Ist niemand da? Gerade als ich mich umdrehen will, geht die Tür auf. Ein Mann Mitte vierzig im Wollpullover, mit Bart und Brille schaut mich an, ohne zu lächeln.

»Hallo«, sagt er. »Haben Sie einen Termin?«

Mir wird heiß und kalt zugleich.

»Nein, äh, ich komme einfach so.«

Er nickt.

»Na, dann kommen Sie rein.«

Ich mache zwei Schritte über die Türschwelle. Meine Stiefe-letten sinken in blaugrauen Filzteppich.

»Einen Augenblick bitte.«

Der Krisendienstmitarbeiter deutet auf eine Reihe Sessel ohne Armlehne und verschwindet. Ich nehme Platz und sehe mich um. An der Wand hängt ein Regal mit Flyern von Selbst-hilfegruppen. Rote, pinke, gelbe, blaue. Als ob Probleme we-niger wiegen würden, wenn man sie auf farbiges Papier druckt. Hilfe für Depressive, Unterstützung bei Partnerschaftskonflikten, eine Selbsthilfegruppe für Alleinerziehende, eine Gruppe für Angehörige von Alkoholiker*innen, Austausch für Betroffene von Esssucht, eine Trauergruppe. Es scheint, als ob es in Berlin eine ganze Menge Menschen mit Lücken gäbe.

Der Kopf des Mitarbeiters erscheint um die Ecke: »Kommen Sie bitte?«

Ich folge ihm. Ein kleines quadratisches Zimmer, zwei sich gegenüberstehende Sessel. Typisches Therapiesetting, denke ich. Damit kenne ich mich aus. Ich schäle mich aus meinem Mantel. Interessiert, aber ohne sensationslustigen Beigeschmack, richtet der Berater seinen Blick auf mich und faltet seine Hände im Schoß.

»So ...«, sagt er. »Was kann ich für Sie tun? Warum sind Sie hier?«

Eine einfache Frage. Tausend Antwortmöglichkeiten: die Trennung von meinem Mann. Der Umzug, weit weg von allem Vertrauten, ins sechshundert Kilometer entfernte Berlin. Mein Kontostand. Die Unfähigkeit, allein zu sein. Die Unfähigkeit, mit anderen zusammen zu sein. Oder die starke Anziehung, die Bahngleise und Hochhausdächer in letzter Zeit manchmal auf mich ausüben. Dabei will ich dieses Leben. Ich will es wie jemand, der Bäume umarmt und sich nicht darum schert, ob sie nass sind.

Ich seufze. Schüttele den Kopf. Öffne den Mund und schließe ihn wieder.

»Ich weiß nicht«, sage ich schließlich. »Ich weiß einfach nicht ... Wie findet man den Mut, trotz all der Angst zu leben?«

Halbschatten

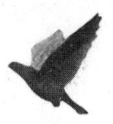

Ich wurde nicht plötzlich krank. Nicht von einem Tag auf den anderen. Obwohl manches durchaus überraschend begann. Die Panikattacken zum Beispiel. Sie kamen lautlos wie ein Greifvogel, der maximal einen Schatten vorwegwirft, bevor er zupackt. Dann waren sie da und gingen nieder, wann immer es ihnen passte. Anderes glich mehr einem langsamen Dämmern, einem kaum merklichen Verschwinden von Tageslicht. Die Depression, die dem Leben nach und nach die Leuchtkraft nahm, bis ich eines Tages aufwachte und alles nur noch eine einzige Farbe hatte: grau. Und dann war da noch das, was gar keinen richtigen Anfang hatte, sondern gefühlt schon immer da war, meine Angst vor dem Leben, meine Angst vor der Welt jenseits der Wohnungstür, Bestandteil eines jeden Tages, selbstverständlich wie das Atmen oder Niesen, und ich konnte mich nicht daran erinnern, dass es jemals anders gewesen war.

Therapeut*innen kritzelten Diagnosekürzel auf Klemmbretter, F 40.01, F 48.1, F 60.31, F 40.2., F 45.2, F 33. Auf dem Papier nur ein paar Buchstaben und Zahlen, würfelten meine psychischen Erkrankungen in der Realität meine Träume, Wünsche und Pläne durcheinander und machten mich zu einer, die immer ein bisschen »anders« war.

Was würden die meisten Menschen erzählen, die man nach ihrem Leben fragen würde? Vielleicht würden sie auflisten, was sie erreicht haben. Die anerkannten Punkte auf der Liste: der höchste Schulabschluss, der erste Job und der beste, die Hochzeit, die

Flitterwochen auf Bali, die Kinder, erst eines, dann zwei, der Hausbau, der Labrador, die Beförderung. Mit meinen 35 Jahren kann ich nicht sehr viele Punkte davon abhaken. In meinem Fall geht es um ein *Trotzdem*, weil ich nicht einfach auf das Leben drauflos habe gehen können, sondern weil es immer irgendeine Umleitung gegeben hat, spärlich ausgeschildert, weil nichts sich einfach so ergab, wie es sich im Leben anderer Leute ergibt, weil da stets ein Fragezeichen stand, auch vor den Ereignissen, die selbstverständlich scheinen. Statt ins Leben zu stürmen, begab ich mich auf den Weg der Heilung, zu meinen Gefühlen, zu meiner Verletzlichkeit. Die Reise ging nach innen. Eine Richtung, die unsere Gesellschaft fast vergessen hat.

Dabei erkrankt jeder vierte Mensch in Deutschland im Laufe seines Lebens an einer psychischen Erkrankung. Trotzdem trauen sich viele Betroffene nicht, offen darüber zu reden. Seelisch nicht gesund zu sein, ist noch immer mit Scham und Schuld besetzt und der Angst, im privaten und beruflichen Umfeld abgelehnt zu werden. Wer psychisch krank ist, gilt in den Augen vieler immer noch als schwach. Die Leistungsgesellschaft gibt den Ton vor. Nur wer funktioniert, ist etwas wert. Und man wird sich doch wohl ein bisschen zusammenreißen können!

Aber psychische Erkrankungen sind nicht das Resultat fehlender Willensstärke. Ganz im Gegenteil. Ein Leben mit ihnen erfordert viel Kraft. Kraft, sich auch nach Rückschlägen immer wieder aufzurappeln, den Dreck aus den Zähnen zu bürsten und weiterzumachen. Kraft, um an manchen Tagen nur robbend voranzukommen. Und Kraft, weil es immer noch viel Mut braucht, um in unserer Gesellschaft trotz und mit ihnen zu leben.

Die Schriftstellerin Virginia Woolf, die selbst an Depressionen und Schizophrenie litt, schreibt, dass die meisten autobiografischen Texte an einem Fehler kranken: Sie stellen ihre Figuren nicht vor. Die Protagonisten dieser eigenen Erinnerung beginnen einfach irgendwo, ohne Kontext, ohne Eltern, ohne Verortung, als seien sie von der Milchstraße direkt herunter auf die leeren Seiten gefallen. Dabei sind wir, was wir heute sind, nur weil wir genau die Erfahrungen in genau diesem einzigartigen Umfeld gemacht haben, in das wir hineingeboren wurden. Und um zu verstehen, warum ich mich heute so engagiert dafür einsetze, das Tabu rund um psychische Erkrankungen abzubauen, muss ich 35 Jahre zurückspulen. In eine Winternacht im Februar 1985.

Köln im Karneval, die Straßen gefüllt mit Luftschlangen und bemalten Gesichtern. Nach einem wolkenlosen Tag sank die Temperatur in der Nacht auf bis zu minus 18 Grad. Während sich in den Bars und Tanzlokalen die maskierte Menge Küsse auf diverse Körperteile drückte, kämpften mein Vater und die Hebamme mit der Heizung im Geburtshaus, die einfach nicht anspringen wollte. Mein Vater schwitzte, trotz der Kälte. Schließlich gab er das Unterfangen auf, weil meine Mutter aus dem Nachbarzimmer brüllte: »Zum Teufel mit der Heizung! Das Kind kommt!«

Erst als ich schon auf der Welt war, traf der Arzt ein, sein Gesicht geschmückt mit einem beachtlichen Veilchen.

»Habe mich das erste Mal in meinem Leben geprügelt, für meinen Sohn«, sagte er, während er meine Arme und Beine auf funktionierende Reflexe abklopfte. Und dann weinte er ein bisschen, aus Rührung, aus dem Bedauern, nicht dabei gewesen zu sein, während die Hebamme ein goldenes Herz auf meine rechte Wange malte. Als es dämmerte und sich ein weiterer sonniger Tag ankündigte, der Himmel rot, die heiseren Rufe der Raben in der Morgenluft, fuhren wir nach Hause – zu meiner großen Schwester und dem gut beheizten Wohnzimmer.

Die Erdgeschosswohnung in der Kölner Südstadt war einfach, aber gemütlich. Die Nachbar*innen ließen ihre Kinder zusammen spielen, meine Mutter malte Fensterbilder an die Glasscheiben, erst Schneemänner, dann Osterhasen. Tagsüber ging mein Vater in die Bank, abends träumte er davon, Musiker zu sein, und wenige Monate nach meiner Geburt verschwand das Lachen in seinem Vollbart und sein Mund wurde zu einem nicht mehr auffindbaren Strich darin.

Sowohl mein Vater als auch meine Mutter machten im Laufe ihres Lebens wiederkehrende Erfahrungen mit Depressionen, rezidivierend, also immer wieder auftretend, nennt man sie dann. Die Depressionen machen manchmal eine Pause, aber nach beschwerdefreien Phasen schleichen sie sich neu von hinten an.

Die Depressionen meines Vaters verschlimmerten sich, als er Mitte dreißig war, derart, dass er sich gezwungen sah, komplett aus seinem Beruf auszusteigen. Um das Einkommen der Familie zu sichern, kehrte meine Mutter in ihren alten Job im Arbeitsamt zurück. Wir zogen nach Frankfurt, in die Bankenstadt an den Ufern des Mains. Neues Domizil wurde eine Wohnung im Norden, in Sichtweite der Müllverbrennungsanlage, deren hohen Turm mit den zwei roten Lichtern an der Spitze ich später für den lieben Gott höchstpersönlich hielt. Einen Gott, vor dem es mich immer auch ein bisschen gruselte, weil der rote Blick ohne Mund nie lächelte. Kinder depressiver Eltern entwickeln nicht zwangsläufig selbst eine depressive Erkrankung – aber sie haben ein erhöhtes Risiko, ebenfalls daran zu erkranken. Viele Jahre später zeichnete eine meiner Therapeutinnen in der Klinik ein Schaubild auf ihr Flipchart: Es veranschaulicht, welche Auslöser dazu beitragen können, dass die Grenze zwischen seelischer Gesundheit und psychischer Erkrankung im Laufe eines Lebens überschritten wird. Wie ein Turm aus Bauklötzen stapeln sich diese Auslöser übereinander. Die erbliche Vorbelastung ist dabei quasi der Sockel. Andere Faktoren, wie Belastungen durch Trennungen, körperliche Krankheiten, finanzielle Sorgen oder Ähnliches kommen dazu. Addieren sich zu einer erblichen Vorbelastung noch viele weitere Bausteine, ist irgendwann ein Punkt erreicht, an dem man nicht mehr auf gesundem Weg mit den Problemen fertigwerden kann – die Seele wird krank. Gibt es neben der erblichen Belastung keine oder nur wenige Faktoren, kann eine Erkrankung aber trotz des genetischen Risikos auch ausbleiben.

Ich war keines dieser blassen, durchsichtigen Kinder, die von Anfang an sichtbar kränklich sind. Im Ostseeurlaub bei meinen Großeltern nahm meine Haut ein sattes Braun an. An jedem Strand, in dessen Sand ich meine Förmchen schlug, hatte ich schnell eine Handvoll neuer Freunde. Ich liebte Eiscreme und Pommes und die roten Hüpfbälle, die es im Kindergarten meiner Schwester gab. Nichts deutete darauf hin, dass mein Leben eine solche Berg- und Talfahrt werden würde. Das blonde Mädchen im Familienalbum stieg unerschrocken auf Kinderkarusselle und Pferderücken.

Und dann ging meine Mutter. Sie strömte mit ihren Habseligkeiten aus der Tür, eine Welle spülte sie fort, ihren Geruch, ihre Arme, ihre Lieder. Zurück blieben mein Vater, meine

Schwester und ich und ein zu großes Familienbett. Alle zwei Wochen sollte es von jetzt an ein Mama-Wochenende geben, so stand es im Küchenkalender, der über der Obstschale hing, auf einer Höhe, die Kinderarme noch nicht erreichten, und gefüllt mit Buchstaben, die für mich nur rätselhafte Bilder waren.

Immer wenn ich später in meinen Therapien von diesen Ereignissen erzählte, davon, dass meine Mutter die Familie verließ, als ich zwei Jahre alt war, wurden sie mit wissendem Nicken von meinem jeweiligen Gegenüber notiert. Als erkläre das bereits alles. Dabei kann ich mich an diese Zeit, in der unsere Familie zerbrach, gar nicht bewusst erinnern. Nicht an die neun Wochen, die der endgültigen Trennung folgten und in denen es keinen Kontakt zu meiner Mutter gab, weil die Enttäuschungen zwischen meinen Eltern Schatten warfen, die zu groß waren, um darüberzuspringen. Nicht an das Packen von Taschen und an die Ausziehcouch in der neuen Singlewohnung meiner Mutter. Auch die Zeit danach bleibt lückenhaft. Die Übergaben zum Beispiel. Ich erinnere mich an Mama-Zeit und an Papa-Zeit. Die Zone dazwischen ist ausgelöscht. Als hätte es sie nie gegeben. Als wäre diese Transitzone eine Art Bermudadreieck, in dem schmerzhafte Erinnerungen und Gefühle einfach verloren gehen.

Was ich aus dieser Lebensphase weiß, erzählen meine Eltern mir getrennt voneinander, mit dem gleichen schuldbewussten Ausdruck im Gesicht. Sie hätten es gerne besser gemacht. Es bleibt eine Kindheit, in der ich lerne, dass tiefe Verzweiflung keinen geeigneten Trost erfährt. Dass Angst nicht gelindert werden kann. Dass es emotional gefährlich ist, schwach zu sein. Sich wiederholende Momente der Nähe und des Abschiednehmens, eine nicht enden wollende Schleife aus emotionalen

Wechselbädern. Meine Bindungserfahrungen im Alter von zwei Jahren fallen, das lerne ich erst mit Anfang dreißig von einer Traumatherapeutin, durchaus in die Kategorie Bindungstrauma. Die meisten Menschen verbinden den Begriff Trauma mit lebensbedrohlichen Situationen, zum Beispiel Naturkatastrophen, Kriegen oder Unfällen, die in der Folge eine seelische Krise auslösen. Heute wird der Begriff von vielen Therapeut*innen noch breiter gefasst – sie unterscheiden in Schocktraumen und Entwicklungstraumen. Während Schocktraumen in wenigen Augenblicken entstehen, werden Entwicklungstraumen in der Kindheit über einen längeren Zeitraum verursacht. Wenn ein Kind dauerhaft Angst und Stress ausgesetzt ist, kann es keine oder keine ausreichend sichere Bindung zu seinen Bezugspersonen aufbauen. Oft reichen die Ereignisse bis in die Zeit zurück, in der sprachliche Entwicklung und Erinnerungsvermögen noch gar nicht ausgereift sind, und entsprechend schwer ist es später, Bilder oder gar Worte für diese Gefühle zu finden. Dennoch bilden diese ersten Erfahrungen die Grundlage für emotionale Muster und Schmerztrigger, die auch viele Jahre später immer wieder aktiviert werden können.

Diese frühkindlichen Verletzungen sind emotionale Seebeben, die zunächst unbemerkt ablaufen, irgendwo in der Tiefe. Etwas verschiebt sich, große, schwere Massen, aber die Wasseroberfläche beruhigt sich scheinbar, schließt ihr leuchtendes Blau über den Verwerfungen. Was mir aus diesen ersten Lebensjahren blieb, war eine Seele, in die Schönes wie Schlimmes gleichermaßen stärker sickerte als vor diesem Ereignis. Ich begann, den Tagen skeptisch zu begegnen, tastete mich bis zu ihren Rändern vor und spähte hinein – würde es ein harmloser

Tag werden oder einer, der mir wehtat? Die Welt war keine Selbstverständlichkeit mehr, ihre Weite machte mir Angst, eine Angst, die nichts Konkretem galt, sondern allem. Sie lagerte sich überall ab, an manchen Stellen in höherer Konzentration, an der Wohnungstür zum Beispiel. Jedes Mal, wenn ich die Tür unserer Wohnung im zweiten Stock hinter mir zuzog, erfasste mich ein namenloses Unbehagen.

Bei Kindern kann der Zusammenhang zwischen Körperempfindung und seelischer Stimmung oft ganz offensichtlich sein – manchmal sind sogar die körperlichen Symptome das Einzige, was auf ein Gefühl hindeutet, weil die Fähigkeit zur Benennung von Angst, Wut oder Traurigkeit noch fehlt. Dann bleibt nur noch das Körpersignal übrig. *Somatisieren* heißt der Fachbegriff dafür: Die Emotion drückt sich über den Körper aus. Als psychosomatisch werden immer wieder auftretende Beschwerden dann bezeichnet, wenn keine ausreichende organische Erklärung gefunden werden kann – so auch in meinem Fall.

Mir wurde schlecht, wenn ich auf die Straße trat, mir wurde schlecht, sobald ich unser Zuhause verließ, und manchmal auch einfach auf dem Weg zu einer Freundin, im Auto oder wenn ich mit meiner Schwester unten im Hof mit Kreide Sonnen und Blumen und Regenbögen auf den Asphalt malte. Und je öfter mir schlecht war, umso mehr Angst entwickelte ich davor, mich übergeben zu müssen. Meine Befürchtung, jederzeit könne etwas Fürchterliches, Unkontrollierbares über mich hereinbrechen, das mich in großes Leid stürzen würde, schaffte es irgendwie, sich auf den Vorgang des Erbrechens zu übertragen. Kotzen wurde zu meinem Erzfeind. Kotzen, das war undenkbar, das war der schlimmstmögliche Fall. Es durfte einfach nicht passieren. Schon gar nicht vor anderen Menschen. Schon gar nicht irgendwo anders als zu Hause, dem einzigen Ort, an dem ich mich halbwegs sicher fühlte.

Vom Kindergarten musste mein Vater mich deshalb regelmäßig abholen. Als ich in die Grundschule kam, wurde daraus ein tägliches Ritual: jeder Schultag ein Kampf, selbst der Freitag, an dem nur eine Doppelstunde Deutsch auf dem Stundenplan stand. Etliche Stunden verbrachte mein Vater in Elternsprechstunden, um mit den Lehrer*innen und der Schulleiterin eine Lösung zu finden. Trotzdem blieb es ein wackeliges Unterfangen, ein tägliches Hoffen und Bangen, wenn er mich morgens mit einem kleinen Schubs durch das Schultor schob und nie wusste, ob ich nicht schon eine Stunde später wieder an der Tür klingelte. Natürlich bemerkte ich, dass etwas nicht stimmte. Natürlich fiel mir immer mehr auf, dass ich die Einzige war, die von den Kindergeburtstagen früher abgeholt werden musste. Es wunderte niemanden mehr, wenn mein Vater seinen Kopf durch die Tür unseres Klassenzimmers steckte, um mich abzuholen. Aber der Tag, an dem ich begann, mich wirklich dafür zu schämen, war der Tag der Schultheateraufführung.

»Haben Sie irgendjemanden in der Nähe des Löwenkäfigs bemerkt?«

Als diese Worte meinen Mund verließen, spürte ich, es würden die letzten sein, die ich an diesem Nachmittag auf der Bühne in der Mitte des Musiksaals meiner Schule sprechen würde. Meine Stimme klang dumpf in meinen Ohren. An meinem etwas zu großen Jackett glänzten goldene Knöpfe. Ich saß auf der Bühne an einem Holztisch, mir gegenüber eine Klassenkameradin.

»Nein, ich habe niemanden gesehen«, sagte sie. Und lächelte. Sie lächelte und ihre Arme lagen auf dem Tisch, schwer und weich. Wie anders sie war! Oder besser, wie anders ich war! Nichts an mir war weich, jeder Muskel an meinem Körper schmerzte. Ich konnte kaum noch etwas anderes denken als: Wie komme ich hier raus? Dabei war es mein großer Tag. Ich war die Kommissarin im Schultheaterstück. Die Kommissarin, das war die Hauptrolle. Entsprechend stolz war ich, hatte wochenlang meinen Text geübt, konnte ihn im Schlaf aufsagen. Aber jetzt, mitten im Verhör der Löwendompteurin, stockte ich. Was ich hatte, war kein Lampenfieber. Ich war neun Jahre alt und hatte eine Angststörung mit Emetophobie, einer Phobie vorm Erbrechen. Allerdings wusste das keiner, ich zumindest nicht, und es sollte noch fast acht Jahre dauern, bis ich herausfinden würde, dass diese Angst einen Namen hat, acht Jahre, bis das Internet langsam die heimischen Wohnzimmer erobern und ich »Angst vorm Erbrechen« in das freie Feld einer Suchmaschine eingeben würde.

Für den Moment der Theateraufführung half das wenig. Ich rutschte auf meinem Holzstuhl hin und her. Meine Klassenlehrerin, Frau Schmalenbeck, saß mit dem Text in der ersten Reihe, um uns im Notfall zu soufflieren. Sie nickte mir aufmunternd zu. Alle Augenpaare richteten sich auf mich. Die meiner Schulkamerad*innen und deren Eltern, die meiner Lehrerin, sogar die meiner Großeltern, die gerade zu Besuch waren. Und schließlich die meines Vaters und meiner Mutter, ein seltsames Gefühl, denn gleichzeitig schauten diese beiden Menschen mich eigentlich nie an. Ich wollte endlich einmal richtig sein. Sie stolz machen. Aber das Problem war – ich war nicht allein auf dieser Bühne. Die Angst hatte sich neben mir niedergelassen. Ihr

Text war immer der gleiche: »Du wirst dich übergeben. Vor all diesen Menschen.«

Sie hatte bereits mehrmals Anlauf genommen, als brennender Ball in meinem Magen, als kalte Schauer, die über meinen Rücken jagten, als überflüssige Watte in meinen Kniegelenken. Sie hatte sich pfeifend auf der Tischplatte niedergelassen und spielte jetzt mit meinem Haar. Ihre Finger glitten meine Stirn entlang, meine Schläfen, streiften mit spitzen Fingernägeln an meinem Kieferknochen entlang. Meine Gesichtsnerven zogen sich zusammen, als hätte ich in eine Zitrone gebissen. In meinem Mund sammelte sich Speichel. Zu viel Speichel. Spucke wie die, die der Körper reflexartig produziert, um die Speiseröhre zu schützen, wenn man sich übergeben muss. Spucke war ein Warnsignal. Spucke war das Zeichen zur Flucht. Ich musste hier raus. S-O-F-O-R-T. Der Stuhl kratzte über die Dielen, als ich aufstand. Ich schaute zu meiner Lehrerin und schüttelte den Kopf.

Vor den Augen der versammelten Elternschaft flüchtete ich aus dem Musiksaal, mein Blick nur noch ein Tunnel, am Ende die fluchtversprechende Tür, die ich aufstieß und hinter mir zuschlug. Das letzte Bild, das durch den Türrahmen aufblitzte, war meine Klassenlehrerin, die mit dem Text auf die Bühne eilte, um meinen Platz einzunehmen.

Ich stürmte auf die Toilette. Übergeben musste ich mich nicht. Mit zitternden Fingern saß ich eine Weile auf dem geschlossenen Klodeckel. Ein Wasserhahn tropfte. Ansonsten war es still. Raus traute ich mich nicht, also blieb ich eine Weile in meinem Versteck und baute weiße Schiffe aus Klopapier. Weil ich nicht für immer auf der Toilette bleiben konnte, wagte ich mich schließlich doch nach draußen, setzte mich auf die Treppen vor dem

Schulgebäude und wartete. Wartete, ja, worauf? Dass die Übelkeit wegging? Dass jemand kam, um mich zu trösten? Dass endlich irgendwer diese schreckliche Angst aus mir herausholte, damit ich wieder das tun konnte, was ich wollte, und nicht das, was die Angst mir diktierte? Die Steintreppe war kalt, ich fror.

Nach einer Weile erschien meine Musiklehrerin neben mir. Sie legte ihre Hand auf meine Schulter und suchte nach tröstenden Worten. Ich schluckte meine Tränen herunter und zuckte mit den Schultern. Ihre Worte prallten an mir ab wie an Glas. Zwischen den anderen und mir war ein Raum entstanden, der uns voneinander trennte.

Je unsicherer ich im Kontakt mit der Welt wurde, umso wichtiger wurde mein Zuhause für mich. Die Wohnung war mein Schutzraum, mein sicherer Ort.

Wenn der Tag vorüber war, alle Ängste, alle Prüfungen vorbei, dann huschte ich unter meine Bettdecke und mein Vater ließ uns ein Buch aussuchen, aus dem er uns vorlas. Meistens entschieden wir uns für *Frederick*. In der Geschichte von Leo Lionni sammelt eine Mäusefamilie Vorräte für den Winter: Früchte, Nüsse, Körner. Nur Mäuserich Frederick macht nicht mit, er sitzt ganz still auf einem Fels, und als seine Familie ihn fragt, was er da tut, sagt er, er sammele Farben und Wörter und Sonnenstrahlen. Später, als die Vorratskammer im Winterversteck längst leer gefressen ist, packt Frederick seine Vorräte aus: Hoffnungen und Träume, die die hungernden Mäuse von innen wärmen. Für die Gemeinschaft hat es großen Wert, Dichter und Denker in ihren Reihen zu haben. Wenn mein Vater das Buch zuklappte, löschte er die Nachttischlampe und auf dem Teppich erschien das vertraute Muster, das Fenstersprossen und Mondlicht auf den Teppich malten. Ich lauschte den regelmäßigen Atemzügen meiner Schwester und ließ meinen Körper langsam schwer werden, schwer und warm, bis die Striche und Kreise vor meinen Augen zu tanzen begannen und der Schlaf wie eine Woge über mich kam.

Mein Vater, meine Schwester und ich, wir waren jetzt ein Trio, wir versuchten, das Beste aus der Situation zu machen, und ich dachte, dass das immer so weitergehen würde. Aber das tat es nicht.

»Ich habe jemanden kennengelernt«, sagte mein Vater an einem Nachmittag im August. »Sie ist sehr nett und hat drei Töchter.«

Das ganze Wohnzimmer war warm, der Parkettboden knackte, Staub tanzte in der Sonne. Ich war müde und saß unter der Decke auf den Knien meines Vaters. Für mich hätte er genauso gut sagen können, dass wir morgen Drachen steigen lassen oder in den Ferien zu Oma und Opa fahren würden. Ich verstand überhaupt nicht, was diese Worte bedeuten sollten.

Dann ging alles rasend schnell. Wir fuhren zu einem fremden Haus mit einer fremden Frau darin, wir verbrachten mit drei blonden Mädchen ein paar Abende auf einem Trampolin im Garten und sollten plötzlich eine Familie sein. Schließlich nahm mein Vater uns mit in das neue, zukünftige Haus, vor dem drei Birken standen. Die Zimmer durften wir uns aussuchen, es waren schöne Zimmer, viel größer, als wir es gewohnt waren, die Teppichböden hatten leuchtende Farben, aber für mich war das alles leblos, ein Haus, das nicht zu mir gehörte und in das ich nicht hineingehörte, eines, das keinen Schutz bot. Ich konnte mir nicht vorstellen, dass es unsere kleine Wohnung in

Frankfurt-Heddernheim einfach nicht mehr geben sollte. Aber mein Vater begann, die Möbel abzubauen und unsere Habseligkeiten einzupacken, und in den leeren Räumen klangen unsere Schritte laut und falsch. Unsere Sachen wurden in einen großen Umzugswagen getragen, während das Wichtigste, die Wärme, zwischen den weißen Wänden zurückblieb.

Das neue Viertel, in dem wir wohnten, lag in einem dieser Frankfurter Stadtteile, die mehr oder weniger gesichtslos sind, weder Dorf noch wirkliche Großstadt. Wenn ich wegen der Angst und der Übelkeit von der Schule früher nach Hause kam, als der Stundenplan es vorsah, streifte ich viele Stunden durch die Straßen rund um unser Haus. Ich kannte die Schleichwege, die Vorgärten, die Hinterhöfe, ich wusste, wie sich das Mauerwerk auf Schulterhöhe eines Schulkindes anfühlte. Meine Finger wanderten die Straßen entlang, streiften Zäune, regennasse Rhododendren, den Rauputz von Garagen und die glatten Kacheln an den Fassaden der Fünfzigerjahrebauten. Ich kannte das alles so gut, weil ich mich nicht traute, nach Hause zu gehen. Ich fürchtete die Enttäuschung auf dem Gesicht meines Vaters, manchmal auch die Wut darüber, dass ich schon wieder früher von der Schule zurückkam. Meine Schwestern gingen jeden Tag zur Schule und kamen erst wieder, wenn sie sollten. Warum gelang mir das nicht? Aber wie lange ich auch Haken schlug und Zeit verbummelte, es half nichts – am Ende musste ich doch heim. Tagsüber war das Haus sehr still, beinahe unbewohnt. Ich fühlte mich darin wie ein Eindringling. Ich hätte nicht hier sein sollen, sondern in einem Klassenraum, und zu jeder Sekunde, die ich in meinem Zimmer saß, wusste ich das. Diese Vormittage waren eine Zeit der Buße – an nichts durfte ich Freude haben, an keinem Lied im Radio und keinem Buch und keinem guten Gedanken. Ein Gefühl von Schuld schlich um mich wie ein kalter Wind ums Haus.

Was psychische Erkrankungen von vielen körperlichen unterscheidet, ist die Tatsache, dass sie von außen kaum sichtbar sind. Kein Messinstrument fängt sie ein, kein Blutbild zeigt an, wie schwer sie sind. Für Außenstehende ist es leicht, sie zu unterschätzen. »Reiß dich doch mal zusammen« ist ein Satz, den ich im Laufe meines Lebens oft zu hören bekomme. Dabei verweigerte ich mich nie, weil ich eine Rebellin sein wollte, weil ich keine Lust hatte oder den Sinn in den Dingen, die ich tun sollte, nicht sah. Im Gegenteil! Ich wollte unbedingt zur Schule gehen. In den Chor und zum Geburtstag meiner Freundin. Aber meine Angst ließ mich nicht. Und immer öfter ließ sie mich auch nicht essen. In meiner kindlichen Logik legte ich mir ein Konzept zurecht: Wo ich nichts reinsteckte, kam auch nichts wieder heraus, sprich, solange ich nichts aß, konnte ich auch nichts erbrechen. Bei jedem leisen Anflug von Übelkeit stellte ich die Nahrungszufuhr sofort rigoros ein. An besseren Tagen aß ich zumindest helle Lebensmittel: Weißbrot, Milch, Bananen. Die sahen weniger eklig aus, falls sie wieder hochkommen sollten. Auf diese Weise wurde ich mit der Zeit dünner und dünner. Armreifen rutschten mir einfach von den Handgelenken, die Kleider, die ich trug, wurden mit der Zeit eher zu groß als zu klein.

Als ich mit 18 im Internet entdecke, dass es für meine Phobie einen Namen gibt, Emetophobie, und feststelle, dass es noch mehr Menschen gibt, die an dieser übersteigerten Angst vor dem Erbrechen leiden, nämlich geschätzt sechs Prozent der weiblichen Bevölkerung in Deutschland, falle ich aus allen Wolken.

Viele Leidensgeschichten, die ich im Netz lese, gleichen der meinen, und viele Emetophobiker*innen sind oder waren im Laufe ihres Lebens untergewichtig und erhalten fälschlicherweise die Diagnose Magersucht. Essgestört im klassischen Sinne sind die meisten Brechphobiker*innen nicht. Sie haben keine gestörte Körperwahrnehmung, sie erkennen, wie dünn sie sind, und sie wollen auch gar nicht abnehmen. Ihr niedriges Gewicht resultiert aus übertriebener Vorsicht und Vermeidungsverhalten.

Meine Eltern kochten mein Lieblingsessen, versuchten es mit Liebe, dann mit Strenge. Aber wenn meine Angst das Ruder übernahm, war nichts zu machen. Dann saß ich auch stundenlang vor einem halb leeren Teller, während draußen die Sonne langsam zwischen den Zweigen verschwand und die ersten Straßenlaternen ihre Lichtkegel auf die Gehwege warfen.

Ich glaube, dass es im Leben jedes Menschen zwei Spuren gibt. Eine Leidspur und eine Lichtspur. Leid gehört dazu, niemand kommt ganz ohne aus. In manchem Leben schwappt es in flachen Wellen hoch, in einem anderen mit Wucht und Gischt und Schaum, die die Augen verkleben und Salz bis in die Lunge treiben. Und deshalb ist da noch etwas anderes, muss es noch etwas anderes geben. Etwas, das größer ist als man selbst, etwas, das man anzapfen kann, eine Lichtspur, der man folgen kann, die Richtung gibt und aufrichtet, was der nächtliche Sturm zerknickt und zur Seite gebogen hat. Sicher, dass ich meine Lichtspur finde und ihr folgen kann, waren sich nicht immer alle. Mein Vater sagte an meinem 26. Geburtstag zu mir, dass es Zeiten gab, in denen er sich nicht sicher war, ob ich diesen Tag überhaupt erleben würde. Komischerweise hatte ich daran nur selten Zweifel. Meine Lichtspur entfaltete sich so rasch und klar vor meinen

Augen wie ein Wurfzelt. Sie entwickelte sich nicht trotz, sondern wegen der gesteigerten Empfindsamkeit meiner Seele. Denn was mich einerseits aushöhlte, mich meinen Ängsten schutzlos auslieferte, hatte eine Kehrseite, funktionierte genauso auch in die andere Richtung: Ich fühlte sehr viel und ich fühlte sehr tief. Menschen, Bücher, Lieder, Augenblicke konnten mich mit einer Intensität berühren, die ich fast mit den Händen greifen konnte. Sie leuchteten mir entgegen, schon auf Meilen zu sehen und unmissverständlich, und ich fand in der Natur, in der Kunst und in etwas, das ich heute Spiritualität nennen würde und das damals gar keinen Namen brauchte, alles, was mir die Kraft gab, trotz allem weiterzumachen.

In den Ferien fuhren wir in dieser Zeit oft zu meinen Großeltern an die Ostsee. Das Meer übte jetzt eine starke Faszination auf mich aus. Vom Haus meiner Großeltern führte ein Weg bergab durch ein Waldstück, dahinter begann das Meer. Wenn sich die Bäume lichteten und die ersten Stücke der glatten silbernen Wasseroberfläche zwischen den Baumstämmen aufblitzten, schlug mein Herz schneller. Ich ließ mich zurückfallen oder ging voraus, bis die Stimmen der anderen leiser wurden, ich wollte diese Momente für mich allein haben.

Und dann teilte sich der Wald, und das große Wasser lag vor mir, als hätte es schon gewartet. Dann heftete ich meine Augen fest an den Horizont, immer bedacht, mir kein Stück dieser Weite entgehen zu lassen. Fast fühlte es sich an, als fütterte ich durch die Augen meine Seele.

Angedockt an dieses mächtige Wunder fühlte ich mich mit etwas verbunden, was ich nun immer öfter entdecken und spüren konnte. Ich fühlte es im Abendwind, der wie eine Katze um die Häuserecken schlich. Ich fühlte es auf einer Lichtung im Wald, die im Frühjahr von Bärlauchfeldern bewachsen war. Ich konnte es spüren, wenn es das erste Mal nach Winter roch, nach Schnee. Ich sah es in den Formen der Wolken und im Licht, das im Sommer auf eine bestimmte Art und Weise auf den Feldern zur Ruhe kam. Dann war die Welt so unbeschreiblich schön, dann liebte ich das Leben so innig, als hätte ich mich nie daran verletzt. Die Welt bekam eine zweite Dimension. Eine, die mir keine Angst machte. Da wir mit allem verbunden waren, was uns umgab, und besonders die Natur so eindrücklich mit mir sprach, begann ich, mich auch verantwortlich zu fühlen. Ich ging zu Greenpeace und gründete eine Kindergruppe, sammelte auf dem Schulhof Unterschriften gegen den illegalen Walfang und die Schließung eines örtlichen Gnadenhofs. Nach der Schule saß ich im Garten unter meinem Lieblingsbaum, lehnte mich an seine raue Rinde und spürte seine Kraft. Es war mir egal, ob andere das mystisch oder seltsam fanden. Diese Welt war in mir und ich brauchte nichts und niemanden dazu. Etwas in diesem Universum sagte mir, dass ich nicht falsch war. Dass ich geliebt war. Dass alles in Ordnung kommen würde, wenn ich noch ein klein wenig länger durchhalten und diesen heilen Kern in mir nähren und beschützen würde.

Wie wichtig es war, dass ich um diesen Teil in mir wusste! Er hielt mich auf Kurs, auch dann, wenn ich nicht sicher war, auf welchem genau, es war ein guter, und ich folgte ihm. Kurz nach meinem elften Geburtstag spürte ich, dass sich etwas verändern musste. Die Stimmung in unserem Zuhause war anhaltend schlecht. Was in der Theorie so schön klang, aus zwei übrig gebliebenen Hälften wieder ein komplettes Familiengefüge zu machen, war in der Praxis gescheitert. Zwischen der neuen Frau meines Vaters und mir konnte man die Luft bisweilen mit einem Messer in Scheiben schneiden. Die Verschlechterung meiner Symptomatik wurde zum unfreiwilligen Beweis der herrschenden Spannungen. Mir war fast permanent schlecht, nahezu jeden Tag kam ich jetzt früher nach Hause oder ging gar nicht erst los. Am Abendbrottisch ließ ich Teile meiner Mahlzeit in meiner Hosentasche oder den Falten der Servietten verschwinden, weil ich mich nicht traute, Reste auf dem Teller zu lassen, und in immer mehr Schulfächern waren meine Leistungen »nicht feststellbar«. Je mehr ich ausscherte, umso härter wurden die Worte, die mich zur Räson bringen sollten, umso öfter begegneten mir die, die eigentlich einen Schutzauftrag hatten, mit Wut, Ohnmacht und Ungeduld. Abends lag ich im Bett und lauschte den Streitigkeiten, die ich verursachte. Ich wusste nicht, wie ich diese Probleme lösen sollte. Ich wusste nur: An diesem Ort konnte ich nicht heilen. Also beschloss ich zu gehen.

Ich ging an einem sonnigen Tag im Juli, stahl mich unbemerkt aus dem Garten und rannte die ganze Straße entlang bis zum U-Bahnhof. Ich kannte den Weg. Wie zur Schule, nur noch fünf Stationen weiter. Die Wagen waren mäßig voll, es waren Ferien. Ich stieg an der Endhaltestelle aus und lief durch Ginnheims sommerstaubige Straßen, ein paar Kinder, die ich von den Wochenenden kannte, lungerten vorm Kiosk rum und schnorrten mich um Geld an. Ich hatte keines. Das Hochhaus tauchte zwischen den Bäumen auf, ich lief die lange Auffahrt hinauf, huschte mit einer Nachbarin durch die Tür und stand vor einem großen Meer aus Klingeln. Unten, die zweite von rechts. Ich drückte auf den Knopf, vor Aufregung kam mein Atem schnell und stoßweise. Der Türsummer ging. Ich stieß die Tür auf, nahm die fünf Stufen, die ins Erdgeschoss führten, rechts den langen, dunklen Gang entlang – da war ich. Meine Mutter stand im Türrahmen und schaute mich verdutzt an.

»Mein Schatz, was machst du denn hier?«, fragte sie. Mit letzter Kraft warf ich mich in ihre Arme, schlang meine Hände um ihre Taille und flüsterte in die Kuhle zwischen ihrem Ellenbogen und ihrem Rücken, durch die ich das Wohnzimmer schimmern sah: »Ich will jetzt bei dir bleiben. Und ich gehe nicht mehr weg.«

Hunger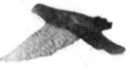

Meine Eltern, selber ratlos, ließen mich vorangehen. Sie sahen, wie schwer ich es hatte, aber sie wussten auch, dass es etwas in mir gab, das Richtung Heilung strebte. Also stimmten sie dem Umzug zu. Wir packten meine Sachen und ich zog in die Wohnung meiner Mutter, 35 Quadratmeter im Erdgeschoss des rosafarbenen Hochhauses. Dort fand ich, was ich mir erhofft hatte: Wärme, Unterstützung, Verständnis. Wir besorgten einen leuchtend roten Schulranzen für meinen anstehenden Wechsel in die weiterführende Schule. Alles sollte besser werden. Und die Voraussetzungen waren gut, das Gymnasium, auf das ich kam, war klein, familiär, die Lehrer*innen zeigten viel Verständnis für meine Erkrankung. Kam ich früher als geplant nach Hause, war meine Mutter nie böse. Ich schloss neue Freundschaften, ich meldete mich für die Kunst AG an, nahm an einem Geschichtenwettbewerb teil. Aber die Pfeiler der Angst blieben genau da im Boden, wo sie sich Jahre zuvor eingegraben hatten. Sie saßen schon zu fest. Und jetzt ließ sich der Rückstand, der sich durch meine Fehlstunden ansammelte, längst nicht mehr so leicht aufholen wie in der Grundschule. Meine Leistungen rutschten ab. Alles neigte sich gefährlich zur Seite, ich sah es, aber – wie gegensteuern? Die Dinge begannen mir zu entgleiten.

Je mehr ich die Kontrolle über mein Leben verlor, umso mehr sehnte ich mich nach Halt. Ich entwickelte eine Zwangsstörung in Form von Berührungs- und Ordnungszwängen. Ich musste das Holz an den Türrahmen in einer bestimmten Weise berühren und abklopfen, durfte nur auf bestimmten Gehwegplatten laufen, und wenn ich zwischen mehreren Gegenständen einen auswählen sollte, beim Einkaufen oder Kochen, brauchte ich eine gefühlte Ewigkeit, bis ich den *richtigen* fand. Wenn ich es richtig machte, konnte ich verhindern, dass etwas Schlimmes passieren würde. So zumindest meine Theorie. Die Zwänge verschafften mir eine Illusion von Sicherheit, sie waren eine Art innerer Schlangenbeschwörung, die mir für einige kurze Momente das Gefühl gab, Katastrophen abwenden und unliebsame Befürchtungen neutralisieren zu können. Mit meinen magischen Zwangshandlungen versuchte ich, den Ablauf der Dinge günstig zu beeinflussen. Aber genauso wenig, wie der Schlangenbeschwörer mit den Tönen seiner Flöte die Schlange wirklich zähmen kann – Schlangen sind schließlich taub –, konnten meine seltsamen Behelfshandlungen meine Ängste wirklich beeindrucken. Sie wirkten immer nur kurz und festigten parallel dazu mein Selbstbild, irgendwie komisch und anders zu sein.

In meiner Jackentasche trug ich jetzt immer einen Notfallbeutel. Darin enthalten ein Sammelsurium an Hilfsmitteln, die sich im Kampf gegen die Übelkeit als mehr oder weniger wirksam erwiesen hatten: Minzöl. Teebaumöl. Spearmint-Kaugummi. Da alles, was nach Pfefferminze schmeckte, gut wirkte, Minzöl aber auf Dauer für mein Taschengeldbudget zu teuer war, griff ich zu Zahnpasta. Halb leere Blend-a-med-Tuben beulten meine Jacken- und Hosentaschen aus. Überall klebten angelutschte Lakritzschnecken, weil ich irgendwo gehört hatte, dass Lakritze gegen Übelkeit half. Einmal fiel in der großen Pause meine Jacke vom Stuhl, und der Inhalt des Beutels kullerte über den blauen PVC-Boden. Hastig sammelte ich alles wieder ein, aber als ich am nächsten Tag an einer Gruppe Jungs aus meiner Klasse vorbeiging, stießen sie einander in die Rippen und ich hörte, wie einer von ihnen seinen Freunden zuraunte: »Die ist voll komisch, die frisst Zahnpasta.«

All das war mir entsetzlich peinlich. Wie sollte ich erklären, warum ich ohne den Geschmack von Minze kaum durch den Tag kam? Wie sollte ich Außenstehenden verständlich machen, dass ich einen Raum nicht verlassen konnte, wenn ich den Türrahmen nicht an der richtigen Stelle berührt hatte?

Die Ängste waren unsichtbar gewesen – die Zwänge fielen auf. Und so kam ich mit elf Jahren zu meinem ersten Therapeuten, Herrn Stein, einem Mann Ende fünfzig mit einer Brille mit eindrucksvoll dicken Gläsern. Oben auf dem Kopf hatte er keine Haare mehr, dafür wuchsen sie links und rechts über den Ohren in krausen Büscheln wie zwei Sträuße Petersilie. Er sprach mit einer lieben, hohen Stimme. Manchmal schloss er minutenlang die Augen, bis ich nicht sicher war, ob sie hinter den Brillengläsern nur eine Pause brauchten oder ob er eingeschlafen war.

Seine Praxis lag auf einer Verkehrsinsel, auf der nur ein einziges Haus stand. Rings um das zweistöckige Gebäude wuchsen hohe, dunkle Tannen. Während der Stunden saß ich, geschützt von dem kleinen Wäldchen, in einem cremefarbenen Schwingsessel und wippte leicht vor und zurück – nicht zu sehr, damit mir nicht schlecht wurde –, während ums uns herum der Feierabendverkehr brauste. Herr Stein, den meine Mutter und ich nach einiger Zeit nur noch »Steini« nannten, gewann mein Vertrauen durch einen Löwen. Es war ein Kuscheltierlöwe von beeindruckender Größe, aber klein genug, dass er auf meinem Schoß sitzen und mit uns Gespräche führen konnte. Der Löwe konnte Dinge sagen, die ich nicht sagen konnte, und fungierte als Sprachrohr zwischen mir und der Welt. Der Löwe wünschte sich zum Beispiel mehr exklusive Papa-Zeit. Er wünschte sich auch, dass meine Eltern mehr miteinander und weniger übereinander redeten.

Als Herr Stein der Meinung war, dass das für mein Alter und diesen Zeitpunkt maximale therapeutische Ergebnis herausgeholt worden war und ich an Stabilität gewonnen hatte, endete diese erste Therapie. »Gesund« war ich nicht, aber man hoffte, dass ich leidig genug funktionierte, um wieder an einem normalen Alltag und der Schule teilnehmen zu können.

Die Hoffnung auf dauerhafte Besserung zerschlug sich schnell. Das lag auch daran, dass meine Mutter zwar liebevoll und fürsorglich, gleichzeitig aber chronisch krank war. Das Leben, das sie mir vorlebte, war eines in ständiger Habachtstellung. Kurz bevor ich zu ihr gezogen war, war sie wegen schwerster Migräne frühberentet worden. Die Attacken kamen und gingen abrupt und legten alle paar Tage unseren Alltag lahm. Dann saß ich im abgedunkelten Zimmer auf ihrer Bettkante und las ihr im Dämmerlicht aus meinen Büchern vor, im Flüsterton, bis sie vor Erschöpfung irgendwann einschlief. Durch die unvorhersehbaren Anfälle war unser Alltag extrem kurzstreckenorientiert. Langfristige Planungen? Nahezu ein Ding der Unmöglichkeit. Ihren Geburtstag feierte sie lieber nicht, weil sie ja nie wusste, wie es ihr »an diesem Tag gehen würde«. Wenn ich in den Sommerferien länger bei meinem Vater war, schickte sie mir Urlaubskarten mit Bildern von französischen Campingplätzen. Darauf beschrieb sie in den ersten Sätzen ausführlich die Art, Intensität und Dauer ihrer Kopfschmerzen, bevor sie erzählte, wie gut das *pain au chocolat* schmeckte oder was für eine zutrauliche Katze sie getroffen hatte.

Ohne es richtig zu bemerken, begann ich, ihre Sicht auf das Leben zu übernehmen. Besonders ein Gedanke setzte sich bei mir fest: Dein Körper ist unberechenbar. Jederzeit kann er dich hinterrücks außer Gefecht setzen. Fatal war das besonders, weil damit im Grunde genommen alles zu einer potenziellen Gefahr wurde: die Welt da draußen, die mich ohnehin schon verunsicherte – und die Welt in mir, in meinem Körper. Ich erlebte ihn nicht als eine solide Basis, sondern als Variable, auf die ich mich besser nicht verließ. So entwickelte ich neben der Brechphobie auch eine zunehmende Angst vor schlimmen körperlichen Krankheiten, im Fachjargon Hypochondrie genannt.

Das Leiden und die Angst davor, bei wichtigen Terminen und Verpflichtungen auszufallen, war jedenfalls etwas, das meine Mutter und mich verband. Wir konnten beide nicht, wie wir wollten. Das Haus zu verlassen, war uns an vielen Tagen nicht möglich: mir nicht aus Angst, ihr nicht, weil in ihrem Kopf ein Krieg herrschte. Oft sagte sie Dinge wie: »Du verstehst, wie das ist, mein Mäuschen!«

Erst später, als ich in noch folgenden Therapien die Herkunft meiner Glaubenssätze aufdröselte, verstand ich, wieso das chronische Kranksein meiner Mutter dazu beitrug, dass sich meine Ängste manifestierten: Kinder orientieren sich am Verhalten ihrer Bezugspersonen. Manchmal entsteht zwischen Eltern und Kindern eine unausgesprochene Komplizenschaft, ein Sich-auf-die-Seite-der-Eltern-Schlagen – selbst wenn es das eigene Unglück bedeutet. Da mir die Nähe meiner Mutter in meiner frühen Kindheit nicht sicher gewesen war, griff ich dankbar nach jedem verbindenden Element. Etwas, das uns nicht trennte, sondern zusammenschweißte. Wenn wir zusammen litten, waren wir weniger allein. Wir waren nicht so, wie die Welt uns brauchte, aber wir brauchten einander. Es war der unterbewusste Versuch, Bindung herzustellen und aufrechtzuerhalten, aber wir zahlten einen hohen Preis. Schlug ich morgens die Augen auf, war das Erste, was ich tat, meinen Körper auf etwaige Schmerzen, Angst oder nahendes Unwohlsein abzuscannen. Seine Unversehrtheit war nicht mehr selbstverständlich.

Auf meinen Halbjahreszeugnissen begannen sich die Fehlstunden in beachtlicher Höhe zu sammeln. Würde ich überhaupt das Klassenziel erreichen? Ich lernte den Stoff nach, aber die Lücken wurden so groß, dass ich ihre Enden aus dem Blick verlor.

In den Augen der Gesellschaft funktionierte ich schlecht. Für die Kunst war ich gerade richtig. Meine Schulhefte und Tagebücher füllten sich mit Gedichten, Zeichnungen, Liedtexten. Ein vor mir liegendes Blatt blieb nie länger als fünf Minuten leer. Manchmal wollte ich aufgeräumter sein, ordentlich auf den Linien schreiben, wie die Klassenkameradin, die neben mir saß, ihre sauberen Hefte mit sehr geraden Buchstaben und Zahlen füllte, aber es war zwecklos. Bald ragten Landschaften aus Mathematikaufgaben hervor, und Wortinseln annektierten jeden Zwischenraum. An den Wochenenden ging ich oft in den Keller, in dem mein Vater sich ein Atelier eingerichtet hatte. Dort saß ich auf dem alten Sofa mit den losen Sprungfedern und blätterte in Bildbänden oder seinen Skizzenbüchern. Mein

Vater malte oder spielte Gitarre, der Raum roch nach Terpentin und Zigarettenrauch, auf dem Plattenspieler knackte Vinyl. Obwohl wir im Keller saßen, war es wärmer als im ganzen Rest des Hauses.

Mit meinem Vater verband mich nicht nur die Liebe zur Kunst, wir teilten auch das, was er immer als »die wichtigste Sache neben Essen und Trinken« betitelte – Humor. Wir mochten ihn schwarz. Weil er von meinen zunehmend hypochondrischen Ängsten wusste, begrüßte er mich, wenn ich die Kellertür öffnete, oft mit den Worten: »Na? Was haben wir denn heute?«

Ich blieb dann stehen und sagte mit tiefer, bedeutungsschwangerer Stimme: »Einen Gehirntumor.«

Oder: »Lungenkrebs.«

Oder: »Es ist ein Herzinfarkt.«

Mein Vater nickte dann dazu mit ebenso ernstem Gesicht und sagte langsam und bedächtig: »Verstehe«, woraufhin wir jedes Mal in befreites Lachen ausbrachen.

Kunst war mein Gegengewicht zu Schmerz und Traurigkeit. Ich fand Trost in Büchern, ich presste sie an mein Herz wie eine alte Freundin, die man nach langer Zeit wiedersieht und die sich in dem Moment der Begegnung auf einen Schlag so vertraut anfühlt, als wäre sie nie weg gewesen. Ich wurde satt von Kunstbildbänden oder Musikstücken oder Kurzgeschichten, satt auf eine Weise, die mich alles, was nicht funktionierte, doch aushalten ließ. Den Künstler*innen fühlte ich mich emotional verwandt. Ich sah, was sie sahen, den Schmerz und seine betäubende Intensität und die Schönheit der Dinge und ihre ungeheure Tiefe. Meinem Vater blieb meine erwachende Begeisterung für die

Sprache nicht verborgen und zu meinem 14. Geburtstag schenkte er mir eine Liste, einen persönlich für mich zusammengesuchten Literaturkanon mit Büchern, die er liebte und die Teil seiner umfangreichen Bibliothek waren.

Auf der ersten dieser Listen stand auch Hermann Hesse. In seine Bücher konnte ich eintauchen. Manchmal war es so, als schriebe er direkt zu mir, als wären es keine Bücher, sondern Briefe. Besonders galt das für *Unterm Rad*, die Geschichte des begabten Klosterschülers Hans, der im Eifer, seine Ausbildung mit Erfolg und besten Aussichten abzuschließen, die Verbindung zu allem verliert, das ihm Freude gemacht hat. Der Schüler zerbricht an der leistungsorientierten Pädagogik, aber auch daran, dass sein Umfeld und er selbst auf seine besondere Sensibilität keine Rücksicht nehmen. Statt schonend mit dem umzugehen, was ihn ausmacht, soll er für ein System passend gemacht werden, in das er niemals hineinpassen kann.

Gesteigerte Empfindsamkeit und verminderte Belastbarkeit gingen bei Hesse Hand in Hand – bei seinen Protagonisten, aber auch in seinem eigenen, von Depressionen begleiteten Leben. Schreiben war für Hesse, der als »Autor der Krise« gilt, Selbstanalyse, Medizin und Bewältigungsversuch in einem. Das Leben literarisch zu meistern, war seine Form der Therapie.

Er schaffte es, mich davon zu überzeugen, dass das Dichten und Träumen Wert hatten, dass sie das Herz lebendig und die Seele in Bewegung hielten. Aber seine Worte warnten mich auch davor, dass dieser Weg in einer Gesellschaft, die vor allem auf Leistung, Prestige und finanzielle Sicherheit setzte, der weniger begangene Pfad war. Bücher wie seine waren überlebenswichtig für mich. Weil ich mich in den Gedanken und Gefühlen anderer wiederfinden konnte, weil ich mich in ihnen spiegelte. Und nach dieser Erfahrung hatte ich mich so sehr gesehnt, in einer Welt, in der ich mich oft so deplatziert fühlte.

Meine Eltern suchten weiter nach Unterstützung. Im Sommer 1999 ging ich zu einem Kinder- und Jugendpsychiater im Frankfurter Westen. Seine Methode war die Traumanalyse. Nachdem er alle spitzen Gegenstände aus dem ersten Traum, den ich ihm erzählte, als Phallussymbole gedeutet hatte, war ich erschrocken und peinlich berührt. Als 14-Jährige wollte ich diese Art von Gespräch mit einem fremden älteren Mann nicht führen. Ich starrte Löcher in den abgewetzten Perserteppich und erzählte von diesem Tag an nur noch von Träumen, die mir weniger symbolhaft erschienen und in denen garantiert keine Stäbe, Rohre oder Höhlen vorkamen. Trotzdem wurde das Thema Sexualität mit dem Beginn der Pubertät omnipräsent. Kichernd stöberten meine Freundinnen und ich in der *Bravo*, kauften erste BHs und warteten auf unsere Periode wie auf eine Auszeichnung. Jungs, Make-up, Klamotten, all das wurde immer wichtiger. Weil mein täglicher Kampf mit der Angst so anstrengend war, fand ich die Vorstellung, dass mein Leben sich eines Tages durch die Liebe unbeschwerter anfühlen würde, sehr verlockend. In einigen Punkten erfüllte ich nicht die Erwartungen der Gesellschaft, aber auf diesen setzte ich große Hoffnungen. Noch war das alles vage. Wie es sich anfühlte, wirklich verliebt zu sein, das war mehr Ahnung als Wirklichkeit, aber dieses eine große Missverständnis, die Annahme, dass eine Liebesbeziehung mich endlich glücklich machen würde, warf schon in jener Zeit ihren langen Schatten voraus. Und sie waren doch überall: glückliche Paare, in den Märchen, in den Zeitschriften, auf den Plakatwänden. Die ganze Welt schien verliebt und in den Filmen, die wir sahen, wurden aus schüchternen Zahnspangenmädchen Abschlussballprinzessinnen, die mit dem Kapitän des Footballteams zusammenkamen, und Leonardo DiCaprio versank für seine große Liebe sogar gleich im Atlantik. Dass sich das Leben von Frauen vorwiegend darum drehte, den passenden Mann zu finden, schien auf ganz natürliche Weise Bestandteil weiblicher Lebenswirklichkeit zu sein – und wir hinterfragten es auch nicht.

Während meine Freundinnen und ich darauf warteten, dass die Liebe unser Dasein adelte, machten wir Bekanntschaft mit ungebetenen Zaungästen. Die, die auf unsere Verwandlung zu jungen Frauen reagierten, waren nicht die Jungs aus der Oberstufe, die wir heimlich anhimmelten. Es waren ältere Männer. Männer in der U-Bahn, Männer auf der Straße und, besonders verstörend, Männer im Familien- und Bekanntenkreis. Ihre unverhohlenen Komplimente, Anzüglichkeiten und lüsternen Blicke riefen bei mir Ekel und Abscheu hervor. Wenn das die Welt der Erwachsenen war, wollte ich lieber nicht dazugehören. Ich legte die engen Tops und kurzen Röcke in den Schrank und schlüpfte in Kapuzenpullover, um mich der Aufmerksamkeit für meinen sich verändernden Körper von unerwünschter Seite zu entziehen. Ob es damit zu tun hatte, kann ich nicht mit Sicherheit sagen – aber kurz nachdem ich das erste Mal meine Tage bekam, war mir wieder öfter schlecht, und ich begann, wieder weniger zu essen. Nachdem ich einige Zeit ohne nennenswerte Fortschritte bei dem Traum-Analytiker verbracht hatte, holte mich die Wirklichkeit ein: Mein Gewicht war inzwischen bedrohlich niedrig. Der Therapeut empfahl meinen Eltern, mich in einer psychosomatischen Klinik vorzustellen.

Die letzte Schulstunde, die ich besuchte, bevor ich meinen Klinik-koffer packte, war der Musikunterricht. Eine fahle Herbstsonne schien in den Musiksaal, mein Lehrer mit dem weißen Haar-kranz, der sich ringförmig um seine spiegelnde Glatze legte, saß am Klavier. Er hatte Noten ausgeteilt und schlug die ersten Töne an.

»Yesterday, all my troubles seemed so far away, now it looks as though they're here to stay, oh, I believe in yesterday.«[2]

Mir blieben die Zeilen im Hals stecken. Die Noten auf dem Papier verschwammen vor meinen Augen zu schwarzen schweren Tropfen. Es war das erste Mal, dass ich mich nicht mehr durchmogeln konnte. Es war das erste Mal, dass ich meine Krankheit nicht mehr ausgleichen konnte durch Fleiß oder Anpassung oder den Versuch, irgendwelche Hilfsmittel zu benutzen. Meine Freundinnen packten für die Herbstferien bei ihren Großeltern, ich für die Klinik. Hausschuhe, Nacht-hemden, ein Radio.

Als meine Mutter mich Richtung Klinik fuhr, spürte ich jeden Kilometer, den ich zwischen mich und meine gewohnte Welt legte, beinahe körperlich. Nach zwei Stunden Fahrt er-reichten wir ein kleines Städtchen, das sich in ein Tal schmieg-te. Wir durchquerten es und fuhren am Ortsausgang eine steile Straße hinauf. Dort tauchte vor der Frontscheibe die Klinik auf, ein Gebäude in Hanglage mit Blick über die Hügel und Wälder. Meine Mutter hievte meinen Koffer aus dem Auto, dessen schie-re Größe mir Schauer über den Rücken laufen ließ: So lange soll-te ich hierbleiben? Eine Schwester nahm uns in Empfang. Sie stellte mich auf die Waage, maß meine Körpergröße und machte für meine Patientinnenakte ein Polaroidfoto von mir – auf dem Papier, das sie aus der Kamera zog und zum Trocknen in der Luft herumwedelte, erschien das Bild eines blassen, abgemagerten Gesichts, das ich mit meinem eigenen kaum in Verbindung bringen konnte.

Die ersten Tage schlich ich mit gesenktem Blick durch die Klinik. Lange Gänge, fremde Menschen, ein ungewohnter Tagesablauf, der durch einen Stundenplan klar geregelt war. Einzeltherapie, Gruppentherapie, Kunsttherapie, therapeutisches Reiten. Und immer wieder: Essen zu festen Zeiten. Nachts lag ich schlaflos in meinem Bett und lauschte den fremden Geräuschen und der fremden Stille. Ich rief meine Mutter an und bettelte darum, wieder nach Hause kommen zu dürfen. Aber meine Mutter wusste, dass ich zu Hause keine Perspektive hatte. Die Klinik war die Brücke, über die ich in mein neues Leben gehen musste. Der Moment, in dem meine Füße den alten Boden nicht mehr berührten, aber auch noch nicht den neuen, fühlte sich an wie freier Fall. Wenn ich es gar nicht mehr aushielt, schlüpfte ich noch vor dem Frühstück in meinen Anorak und streunte durch die Wiesen und Wälder hinter dem Klinikgelände, kletterte hoch auf den Hügel, wo eine einsame Bank zu dieser frühen Stunde immer unbesetzt war. Von dort blickte ich lange ins Tal, sah den Zugvögeln nach, die sich in den Süden aufmachten, ihren pfeilförmigen Formationen, die zu kleinen Punkten zusammenschrumpften, bis sie nicht mehr zu sehen waren. Meist blieb ich dort oben, bis der Nebel, der in weißen langen Schwaden durch das Tal kroch, sich in den ersten Sonnenstrahlen des Tages von einem Augenblick zum nächsten in Luft auflöste. Im Anschluss stahl ich mich in die Gemeinschaftsküche und trank ein paar Tassen Früchtetee, um beim morgendlichen Wiegen schwerer zu sein, als ich war.

In der Klinik besuchte ich keine Schule, obwohl es die Möglichkeit dazu gab. Meine Eltern hatten in Absprache mit meiner Therapeutin beschlossen, dass ich lieber ein Jahr nachholen und mich dafür ganz auf die Therapie konzentrieren sollte. Offiziell galt ich in der Klinik als eins der »dünnen Mädchen«. Dabei merkte ich schnell, ich war nicht wie die anderen, die unter Magersucht – Anorexie – oder Ess-Brech-Sucht – Bulimie – litten. Sie alle hatten panische Angst davor, zuzunehmen: Der Gedanke war mir völlig fremd. Wenn wir unseren Nachmittagspudding holten und mit Löffeln bewaffnet vor unserer Schale saßen, hatten wir zwar alle Angst – aber die Schlacht, die wir schlagen mussten, war nicht die gleiche. Während die meisten der Mädchen sich trotz ihres Untergewichts für zu dick hielten und in dem wässrigen Schokopudding nichts anderes sahen als unnötige Kalorien, fürchtete ich nur, dass mir vom Essen schlecht würde. Niemand kontrollierte, wie viel wir wirklich aßen. Deshalb blieben meine Portionen zu klein, zu vorsichtig – und ich nahm, ohne es zu wollen, weiter ab. Ausgerechnet als meine schon vertraut gewordene Therapeutin im Weihnachtsurlaub war, zitierte man mich deshalb zum Gespräch bei einem Ersatztherapeuten, Herrn Wiesinger. Ich kannte ihn aus den Gruppentherapien. Er war direkt und setzte auf Konfrontation. Nach dem Mittagessen winkte er mich in sein Sprechzimmer neben dem Speisesaal. Mit weichen Knien schloss ich die Tür hinter mir und nahm ihm gegenüber Platz.

Zwischen uns, auf dem Tisch, lag meine Gewichtskurve.

Wie ich befürchtet hatte, kam Herr Wiesinger ohne Umschweife zum Punkt.

»Kea«, sagte er und klopfte auf die Kurve auf dem Millimeterpapier – der Abwärtstrend war klar erkennbar. »Wir haben dein Gewicht jetzt einige Wochen kontrolliert. Wir hatten eine Vereinbarung. Erinnerst du dich?«

Ich nickte. Zu Therapiebeginn hatte ich einen Patientinnen-Vertrag unterschreiben müssen. Darin war klar geregelt, dass ich alles tun würde, um zuzunehmen. Ganz offensichtlich hielt ich mich nicht daran. Herr Wiesinger sah mich forschend an. Ich schluckte. Scheiße. Ich hatte das geahnt. Aber irgendwie hatte ich gehofft, doch so durchzukommen. Herr Wiesinger faltete die Kurve zusammen und schob sie in meine Akte. Er beugte sich nach vorne.

»Schau mich mal an«, sagte er. Ich hob den Kopf. Ich hatte Angst davor, dass er wütend war, Angst, dass sie dachten, dass ich versagte. Aber seine Augen waren nicht wütend. Sie waren nur sehr eindringlich.

»Kea«, setzte er erneut an. »Ich muss dir das jetzt ganz klar so sagen: Wir schauen dir nicht dabei zu, wie du verhungerst.«

Erschrocken starrte ich ihn an. Verhungern – jetzt übertrieben sie aber! So schlimm stand es nun wirklich nicht! Ich spürte, wie sich in meinem Hals ein Kloß bildete. Statt etwas zu entgegnen, schwieg ich und biss mir auf die Lippe. Ich wollte nicht weinen.

Herr Wiesinger atmete hörbar aus. Er lehnte sich in seinem Sessel zurück, verschränkte die Arme hinterm Kopf und sah mich an.

»Also – du hast jetzt zwei Möglichkeiten. Entweder du erreichst dein nächstes Wochenziel auf der Gewichtskurve – oder wir verlegen dich ins Krankenhaus. Dann bekommst du eine Magensonde und wirst zwangsernährt.«

Ich schnappte nach Luft. Krankenhaus. Magensonde. Zwangsernährung. Fremde Ärzte, ein fremdes Krankenhaus, ein Schlauch, der durch meine Speiseröhre geschoben wurde – ich konnte den Würgereiz förmlich spüren, den ein solches Prozedere auslöste. Obwohl es gerade um mein Leben ging, galt mein erster Gedanke dem möglichen Erbrechen. Das war die eine Sache, die ich unter allen Umständen vermeiden musste. Das Einsetzen einer Magensonde – ich spürte, dass ich das nie und nimmer durchstehen konnte. Vor Entsetzen fing ich an zu weinen. Herr Wiesinger griff ins Regal, stellte eine Taschentuchbox vor mich hin. Eine Weile sagten wir nichts. Ich putzte mir geräuschvoll die Nase. Nachdenklich schaute er mich an. Dann beugte er sich nach vorne, um mir in die Augen zu sehen, und sagte, mit wärmerer Stimme dieses Mal: »Du hast der Schwester erzählt, dass deine Regel ausgeblieben ist. Dein Körper stellt bereits die nicht überlebenswichtigen Funktionen ein. Ist dir klar, dass du sterben kannst, wenn du so weitermachst?«

Es war mir nicht klar gewesen. Aber es wurde mir klar, hier, in diesem Moment, im Zimmer von Herrn Wiesinger, auf einem hässlichen Schwingsessel, auf dem meine Beine lagen wie zwei dünne Schilfrohre in einem See aus blauem Velours. Jetzt weinte ich richtig. Es war diese Art von Weinen, die noch aus der Kindheit übrig ist, die Tränen schossen mit so viel Druck aus meinen Augen, dass die Lider anschwollen, dick und gummiartig, und das Schluchzen, das meinen ganzen Körper schüttelte, machte blubbernde Geräusche. Ich drückte meine Katzenwärmflasche an mich. Ich war 14 Jahre alt. Ich war weit weg von zu Hause. Ich wollte nicht sterben.

Wendepunkte sind selten die Punkte mit der schönen Aussicht. Das Gespräch mit Herrn Wiesinger war für mich ein solcher Wendepunkt. Für seine direkte Art werde ich ihm immer dankbar sein. Seine Worte erschütterten mich bis in die Grundfesten, und genau das hatte ich gebraucht, um aufzuwachen. Weiterhin bei jedem Anflug von Übelkeit die Nahrungsaufnahme einzustellen, war einfach nicht mehr drin. In der Klinik lernte ich, das Gefühl in meinem Bauch in Schweregrade zu unterteilen – leichte Übelkeit: Das hieß trotzdem essen. Mäßige Übelkeit, aber kein Brechreiz: Auch das hieß, trotzdem zu essen. Nach und nach erweiterte ich so meine Toleranzgrenze. Oft saß ich weinend am Tisch und brauchte ewig, um Gabel für Gabel an meinen Mund zu führen. Manchmal saß eine der Pflegekräfte bei mir und hielt meine Hand, wenn das Frühstück wieder einmal zu einem Kampf ausartete und sich die Rosinen in meinem Müsli mit dicken Tränen vermischten. Es waren harte Tage, Tage, an denen mein Wille zu leben größer sein musste als meine Angst. Zusätzlich zu den Mahlzeiten erhielt ich Fresubin, eine kalorienreiche Flüssignahrung, die ich auf Geheiß der Ärztin mehrmals täglich im Schwesternzimmer mit zugehaltener Nase herunterschütten musste. Ob mir schlecht war oder nicht, die Tasse musste geleert werden. Meine Anstrengungen wurden belohnt. Ich erreichte mein Wochenziel. Und das danach. Und auch das in der dritten Woche. Langsam, aber stetig zeigte die Kurve in meiner Akte nach oben.

Stationäre Therapie holt nicht alles auf einmal hoch. Sie funktioniert nach dem Zwiebelprinzip – nach und nach brechen die Schalen auf, die Blockaden lösen sich und geben Thema um Thema frei, das aus der Tiefe oder der Verschwiegenheit an die Oberfläche treibt.

Nach drei Monaten Aufenthalt beichtete ich meiner Therapeutin das Geheimnis hinter meinem Katzenkuscheltier. Ich trug es ständig mit mir herum. Die herausnehmbare Wärmflasche darin war heiß. Sehr heiß. *Do not use boiling water,* stand auf dem Flaschenhals aus Gummi, aber ich nutzte ausschließlich kochendes Wasser, weil die Flasche nur dann die Hitze erreichte, die ich brauchte. Die, die am Bauch so stark brannte, dass es außen mehr wehtat als innen. Mehr weh als die Gefühle darin und mehr weh als die ungewohnte Menge an Lebensmitteln in meinem Bauch. Von der Hitze war die Haut mittlerweile an vielen Stellen schon offen und bildete Blasen. Meine Therapeutin nickte verständnisvoll, aber wir beide wussten, was mein Geständnis bedeutete: Von diesem Moment an hatte ich Wärmflaschenverbot. Täglich kontrollierte eine Schwester meinen Bauch und cremte ihn mit Wundsalbe ein. Das verhinderte zumindest, dass mir fühlbare Narben blieben. Nur rot marmoriert wird mein Bauch für immer sein. Eine Erinnerung an die Zeit, als ich mich das erste Mal für mein Leben entscheiden musste.

Je mehr ich in der Klinik lernte, über meine Gefühle zu sprechen, statt sie mit Zwängen und Selbstverletzungen zu übertünchen, umso besser gelang es mir, sie zu verstehen, zu sortieren und zu verarbeiten. Insgesamt blieb ich sechs Monate auf der Station, genügend Zeit, um neue Verhaltensweisen zu üben und zu festigen. Langsam entwickelte sich ein Selbstbewusstsein, mit dem ich erste Schritte in die neue Freiheit wagen konnte. Ein Stadtbummel. Mit den anderen zum Eisessen gehen. Mir das erste Mal in der Küche Nachschlag holen, an dem Tag, als es Gemüselasagne gab. Die Köch*innen strahlten, als hätte ich ihnen einen Orden an die Schürze geheftet.

Vorm Eingang der Klinik streckten die ersten Narzissen ihre Köpfe aus der Erde. Mein Gewicht stieg nach Plan, meine

Regel setzte wieder ein. Alle Zeichen standen auf Genesung, und als ich eines Morgens auf meiner Spazierrunde entdeckte, dass die Knospen an den Zweigen der Kirschbäume kurz vor der Blüte standen, war das Ende meiner Klinikzeit gekommen. Das Auto meiner Mutter tauchte zwischen den Hügeln auf, mein Koffer verschwand darin, eine Tüte mit Abschiedsgeschenken hielt ich auf dem Schoß. Wir rollten den Hügel hinab, Richtung Heimat. Am Himmel stand nur eine Handvoll Wolken, hoch und durchsichtig, ich kurbelte die Scheiben herunter und winkte meinen ehemaligen Mitpatient*innen noch lange aus dem Seitenfenster zu.

Zu Hause wurde ich, wie besprochen, nach sechs Monaten Klinikaufenthalt eine Klasse heruntergestuft. Diese Veränderung machte mir schwer zu schaffen. Im Pausenhof stand ich mit meiner alten Klasse zusammen und jedes Mal, wenn das Klingeln uns trennte und wir in zwei verschiedene Richtungen auseinandergingen, versetzte es mir einen schmerzhaften Stich. Tagelang bekniete ich meine Eltern und Lehrer*innen, und schließlich gaben sie nach: Ich bekam die Chance, den Stoff des letzten halben Jahres nachzuholen und wieder zu meiner alten Stufe aufzuschließen. Meine Freundinnen begrüßten mich freudestrahlend und malten mir Glückskleeblätter und Sternschnuppen auf mein Mäppchen. Es wurde ein emsiger Sommer. Statt im Freibad saß ich in meinem Zimmer über meinen Büchern. Am Ende erkämpfte ich mir den Platz in meiner alten Klasse zurück. Ich war unglaublich stolz und hatte das Gefühl, mir jetzt genau den Startpunkt in ein neues Leben geschaffen zu haben, den ich gebraucht hatte. Ich wollte noch mal neu beginnen. Ich wollte ein kleines Stückchen Leichtigkeit.

Die Jahre nach der Klinik waren besser, aber sie waren nicht gut. Und irgendwann fragte ich mich – durften sie überhaupt gut sein? Die Sonne schien bei uns immer nur tageweise. Noch immer lag meine Mutter während ihrer Migräneattacken in ihrem Zimmer, tagelang, im abgedunkelten, tonlosen Nichts. Diese Schwere, die über allem lag, diese Bremse an allen Ecken, nichts war leicht, nichts ging einfach so, nie gab es eine Garantie für gute Tage, nicht einmal für einen einzigen. Würde ich auch so werden? Nie arbeiten können, nie unbeschwert in den Urlaub fahren, nie über die Grenzen hinaustaumeln, sondern mich nur in ihnen verfangen? Das Leben meiner Mutter besaß eine unsichtbare Schwerkraft, die mich mit sich in die Dunkelheit ihres Zimmers zog, auch wenn das selbstverständlich niemals ihre Absicht gewesen war. Mit 17 beschloss ich, dass ich mich aus diesem symbiotischen Leiden befreien musste. Neben ihr konnte ich nicht gesund werden. Sicher, dass ich es woanders schaffen würde, war ich keinesfalls – aber ich musste es versuchen.

Fünf Jahre zuvor hatte ich mein Zimmer in ihrem Haus fluchtartig verlassen, jetzt waren mein Vater und seine Frau einverstanden, mich wieder einziehen zu lassen. Ich sehnte mich nach Vorbildern, die belastbar waren, die ihr Leben planen und genießen konnten, Menschen, die die Vorhänge nur am Abend zuzogen und jeden Morgen öffneten.

Für meine Mutter war meine Entscheidung ein schwerer Verlust, sie hatte sich an unser Zusammenleben gewöhnt. Sie versuchte mich aufzuhalten, aber wusste, dass ich das für mich tun musste. Am Tag meines Auszugs verließ sie die Wohnung am frühen Morgen, richtig verabschieden konnte ich mich nicht. Zwei Umzugshelfer, die meine Stiefmutter organisiert hatte, schulterten Möbel und Kartons, sie trugen den Gummibaum nach unten und den Nachttisch, der von den Zeitschriften und Büchern in der Mitte leicht durchhing. Als wir im Auto dem weißen Umzugswagen hinterherfuhren, fühlte ich mich wie eine Verräterin. Mein Herz war tonnenschwer. An der Ampel warf meine Stiefmutter einen Blick zu mir herüber.

»Das ist alles zu schaffen«, sagte sie, tätschelte mir das Knie und schaltete einen munteren Radiosender ein.

Gespenster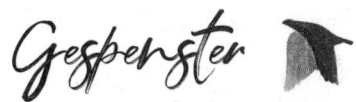

Mein neues Zimmer hatte gelben Teppichboden. Maisgelb, wie das Gelb eines Feldes, das zu lange unter der Sommersonne gestanden hat. Ich hängte meine Kleider in den Schrank, klebte Schwarz-Weiß-Fotografien und Bilder von Graffitis an die Wände und war bereit, endlich dieses Gefühl von Freiheit zu fassen zu kriegen, auf das ich meine ganze Jugend lang gewartet hatte. Was ich bekam, waren Panikattacken. Diesen Mechanismus beobachtete ich im Laufe der Zeit immer wieder: Sobald ich mich traute, neue Ufer anzusteuern und ungesunde Verhaltensmuster über Bord zu schmeißen, ereilte mich ein negatives Echo. Als wollte mich das alte Ich für meinen Mut bestrafen und mit aller Macht in die engen Grenzen meines bisherigen Lebens zurückdrängen. Wag dich bloß nicht zu weit raus!

Je größer der Sprung auf ein neues Level, umso beeindruckender der Nachhall. Heute erkläre ich mir dieses Phänomen damit, dass alte Verhaltensmuster zwar leidvoll, aber vertraut sind. Man ist nicht glücklich, aber immerhin kennt man sich darin aus. Alles, was neu ist, löst Unsicherheiten und Ängste aus. Zu versuchen, sich aus dem gewohnten Elend zu befreien, werten Körper und Seele als Bedrohung – ein gut gemeinter Schutzmechanismus, der aber oft dazu führt, dass man erschrocken zurückrudert. Dieses letzte Aufbäumen alter Ängste nicht als Bremse, sondern als Sprungschanze zu betrachten und trotzdem weiterzumachen, kann ein wichtiger Schlüssel auf dem Weg zur Heilung sein. So weit dachte ich damals natürlich nicht – als die Angstanfälle begannen, hoben sie mein ganzes, mühsam zusammengezimmertes Leben aus den Angeln, als wöge es nichts.

An die erste Panikattacke werde ich mich für immer erinnern. Es folgten noch so viele weitere, aber diese allererste bleibt mir im Kopf, jederzeit abrufbar, in gestochen scharfen Bildern. Meine neue Freundin Lara hatte mich zu einer Party eingeladen. Es war ein Writer-Meeting, ein Treffen der Rhein-Main-Graffiti-Szene. Seit einigen Monaten stapelten sich Dosen, Eddings und Graffitimagazine in meinem Zimmer. Stundenlang studierte ich Styles, bunte Buchstaben, Namen, die auf Mauern, Brückenpfeilern und Zügen verkündeten: *Ich war hier. Könnt ihr mich sehen?* Sie waren auch ein Sinnbild für meine Lust, all das nachzuholen, was ich schon versäumt hatte an leichtem, wildem Leben. Ich wollte es an jede Wand schreiben, sichtbar für die ganze Welt.

Lara hatte ich online kennengelernt, in einem Forum, in hastig dahingetippten Nachrichten im Internetcafé um die Ecke. Wir hatten uns ein paarmal getroffen, Hip-Hop gehört, jede unter ihren langen Haaren tief über ein Skizzenbuch gebeugt, wir hatten Filme über New Yorker Writer gesehen und den Kuchen gegessen, den ihre Mutter uns ins Zimmer gestellt hatte. Lara war noch keine enge Vertraute, aber dann, plötzlich, Zeugin meiner ersten Panikattacke.

Schon als ich an jenem Tag das Haus verlassen hatte, war in meinen Knien ein Gefühl von Schwäche spürbar gewesen. Ich hatte es abgeschüttelt. Das war bestimmt nur die Aufregung. Mädchen waren in der Graffitiszene eine Rarität, und die Jungs, die wir in den Läden trafen, in denen es die Dosen zu kaufen gab, machten mich nervös.

Lara wartete an der Konstablerwache auf mich. Gemeinsam stiegen wir in die S-Bahn. Eigentlich waren es nur fünf Stationen, aber die Fahrt zog sich. Wegen einer Signalstörung kam es auf der Strecke zu Verspätungen. Die Bahn war brechend voll, immer wieder drosselte der Zug sein Tempo. Dann kam er im Tunnel zwischen zwei Stationen zum Stehen. Im dichten Gedränge sammelte sich die Hitze. Obwohl ich mich durch die Menschen vor und hinter mir kaum bewegen konnte, pellte ich mich irgendwie aus meiner Jacke. Luft, ich brauchte mehr Luft! Leichte Übelkeit stieg in mir hoch. Lara erzählte irgendwas, ich konnte mich nicht auf ihre Worte konzentrieren, starrte an die dunkle Tunnelwand vor den Fenstern. Wann waren wir endlich da?

»Können wir uns bitte an die Tür stellen?«, unterbrach ich sie. Sie nickte, wir zwängten uns durch. Ich nahm einen Schluck Wasser aus der Flasche aus meinem Rucksack. Atmen, ganz ruhig weiteratmen! Der Zug setzte sich mit einem Ruck wieder in Bewegung.

»Frankfurt Taunusanlage«, dröhnte die Stimme der Durchsage. Wir fuhren in den Bahnhof ein, die Türen öffneten sich. Menschen strömten hinein und hinaus. Ich stand an der geöffneten Tür und wollte am liebsten sofort aussteigen. Nur noch vier Stationen, sagte ich mir innerlich, nur noch vier. Der Signalton ertönte, die Türen schlossen sich wieder. Der Zug fuhr an und stand nach wenigen Metern erneut im Tunnel. Plötzlich wurde es eng in meinem Hals. Ich schnappte nach Luft, klammerte mich an einer Haltestange fest. Meine Pupillen konnten nichts mehr fassen, einzelne Bilder drangen in mein Bewusstsein wie unter Stroboskoplicht: Laras zu mir heruntergebeugtes Gesicht. Der Schweiß auf der Stirn des dicken Geschäftsmanns vor mir. Der Hammer für den Notausstieg. Ich musste hier raus, verdammt!

Mein Herz schlug so hart gegen meine Rippen, dass ich glaubte, es würde jeden Moment explodieren. Was passierte hier? Oh Gott, war das ein Herzinfarkt? Mein Vater hatte erst vor wenigen Monaten eine heftige Herzattacke erlitten. Drohte mir nun dasselbe?

»Ist alles in Ordnung, Kea?«

Laras Stimme klang wie von ganz weit her. Ich schüttelte den Kopf und rang nach Luft. Mein Darm verkrampfte sich. Der Zug fuhr wieder an: »Nächste Station: Hauptbahnhof.«

»Lass uns bitte aussteigen!«, flüsterte ich. Als der Zug endlich zum Stehen kam, hämmerte ich wie verrückt auf den Türöffner. Endlich raus aus der Hitze, der Enge, dem Gedränge! Kopflos begann ich zu rennen. Mir war egal, ob Lara mir folgen konnte, mir war egal, ob ich jemanden anrempelte, ich boxte und zwängte mich durch das Meer von Leibern auf den Treppen zur Bahnhofsvorhalle. Eine Toilette, ich brauchte eine Toilette!

Wie von Sinnen rannte ich durch die Bahnhofshalle auf das leuchtende M hinter Gleis 22 zu. Ich fegte durch das Restaurant, die Treppen hinunter. Gott sei Dank, keine Schlange! Ich warf mich in die erste Kabine, schlug die Tür hinter mir zu und setzte mich.

Stille. Stressdurchfall. Hastig holte ich Traubenzucker aus meinem Notfallbeutel, einen Schluck Wasser und meine Magentropfen. Meine Hände zitterten so sehr, dass ich den Deckel kaum abbekam. Mir war schlecht, mir war so furchtbar schlecht. Ich nahm doppelt so viele Tropfen, wie auf der Packungsbeilage empfohlen wurde. Die bittere Flüssigkeit brannte in meinem Rachen. Als mein Darm endlich Ruhe gab, kauerte ich mich neben die Toilette und wartete. Ich lehnte meinen Kopf an die kalten Fliesen, schloss die Augen und betete. Noch immer schlug mir das Herz bis zum Hals, auf meiner Haut stand kalter Schweiß. Ich hatte so furchtbare Angst zu sterben, hier in diesem schäbigen Bahnhofsklo. *Bitte, lieber Gott, wenn es dich irgendwo gibt, hilf mir!*, wiederholte ich immer und immer wieder in meinem Kopf. Neben mir öffneten und schlossen sich Toilettentüren, die Spülung rauschte. Ich hatte jegliches Zeitgefühl verloren. Wie lange saß ich schon hier? Irgendwann hörte ich ein zaghaftes Klopfen an der Tür.

»Kea? Bist du da irgendwo drin?« Es war Lara.

»Ich bin hier«, sagte ich leise.

»Kann ich dir irgendwie helfen?«, fragte die Stimme durch die geschlossene Tür. Mit steifen Gelenken erhob ich mich aus der Hocke und setzte mich auf den Klodeckel. Ich machte einen kurzen Check-up: Mein Herz schlug wieder ruhiger, mein Bauch war leer. Mir war noch übel und meine Knie fühlten sich weich an. Aber die heiß-kalten Schauer hatten aufgehört. Weil ich nicht ewig hierbleiben konnte, schloss ich irgendwann doch die Tür auf. Lara lehnte im Vorraum neben dem Waschbecken an der Wand.

»Geht es wieder?«, fragte sie. Sie sah besorgt aus. Ich nickte. »Ich will nur nach Hause.«

Gemeinsam verließen wir die Toilette, McDonalds, den Bahnhof. Ich traute mich nicht mehr in die U-Bahn, also liefen wir. Eine Weile gingen wir schweigend nebeneinander her.

»Tut mir leid, dass ich dir die Party versaut habe«, sagte ich.

Lara schüttelte den Kopf und drückte mich am Arm.

»Macht doch nix«, sagte sie. Aber ich schämte mich. Ich wollte nach Hause. Ich wollte allein sein. Als wir an der Hauptwache angekommen waren, versicherte ich Lara, dass ich okay war und ihr Bescheid geben würde, sobald ich zu Hause angekommen war.

Für den Heimweg, den man mit den öffentlichen Verkehrsmitteln in 15 Minuten schafft, brauchte ich zu Fuß geschlagene zwei Stunden. Kurz bevor ich zu Hause ankam, musste ich an einem Bahnübergang warten. Ein Zug rauschte an mir vorbei, mit hell erleuchteten Fenstern. Die Menschen darin redeten, lasen, lachten.

Als ich die Wohnungstür aufdrückte, hoben meine Eltern, die auf dem Sofa saßen, erstaunt ihre Köpfe.

»Nanu, du bist schon zurück?«

»Ja, war nicht so toll«, sagte ich, drehte mich um und nahm die Treppe hinauf in den ersten Stock. Ich wollte nicht reden. Nur meine Ruhe haben. Oben öffnete ich meine Zimmertür. Der Anblick meines gelben Teppichbodens entspannte mich sofort. Ich schmiss meine Schuhe in die Ecke und legte mich rücklings auf mein Bett. Das Licht knipste ich nicht an. Ich lag im Dunkeln und hörte meinem eigenen Atem zu. Wieder begann ich zu weinen, vor Erschöpfung, vor Erleichterung. Und weil ich ahnte, dass nach diesem Tag nichts mehr so sein würde wie vorher.

Für Betroffene von Panikattacken ist der erste Anfall oft der schlimmste, den sie je erleben. Auch bei mir war das so. Ich wusste noch gar nicht richtig, was da über mich gekommen war. Nur eines wusste ich sicher: Ich wollte es nie wieder erleben! Von diesem Tag an kreisten meine Gedanken nur noch um die Frage: Wann wird dieser Zustand wieder auftreten? Meine Antennen waren konstant auf meinen Körper gerichtet. Ich registrierte jeden schnelleren Herzschlag, jedes Rumoren in meinem Bauch, jeden Anflug von Hitze auf meinen Wangen. »Angst vor der

Angst«, nennt sich dieses Phänomen: Die Erwartungshaltung, möglicherweise jederzeit einen neuen Anfall zu erleiden, führt zu einer ungewöhnlich hohen Anspannung, auch dann, wenn gerade eigentlich gar keine Attacke stattfindet.

In kürzester Zeit wurde mein Leben auf diese Weise zu einem Rund-um-die-Uhr-Angstgefängnis. Entweder hatte ich gerade eine akute Attacke, und davon hatte ich bald drei bis vier pro Tag, oder ich befürchtete, eine zu bekommen. Zwischen den Attacken litt ich unter massiver Erschöpfung. Eine heftige Panikattacke verlangte mir alles ab, bedeutete echte körperliche Anstrengung. Hinterher wollte ich nur noch schlafen. Die Attacken kamen in immer kürzeren Abständen. Im Bus, in Aufzügen und vollen Kaufhäusern. Im Kino. Besonders schlimm waren die Schlangen an der Kasse im Supermarkt. Mehr als einmal ließ ich meine Einkäufe einfach mitten im Laden stehen und rannte hinaus. Platzangst, im Fachjargon Agoraphobie mit Panikattacken, nennt sich dieses Krankheitsbild – die Angst bezieht sich besonders auf Situationen, in denen eine schnelle Flucht erschwert ist oder man scheinbar wenig Kontrolle hat.

Jeden Ort, an dem ich bereits eine Attacke erlebt hatte, begann ich zu meiden. Mein Radius wurde täglich kleiner und kleiner, schrumpfte auf einen sehr überschaubaren Rahmen zusammen. Zur Schule fuhr ich nicht mehr mit der Bahn, sondern mit dem Rad, bis auch das kaum noch möglich war. Es war genau der Teufelskreis der Angst, der aus Vermeidungsverhalten entsteht: Jede Situation, in der die Attacken aufgetreten sind, wird als bedrohlich eingestuft und in der Folge vermieden. Dieses Verhalten ist angsterzeugend und angsterhaltend – ganz besonders gilt das, wenn die angstauslösende Situation immer dann verlassen wird, wenn sich die Angst auf dem Höhepunkt befindet, also meistens in dem Augenblick, in dem man denkt: Jetzt sterbe ich! Wird die Aktivität dann abgebrochen oder die Räumlichkeit verlassen, lernen Kopf und Körper: Diese Sache ist wirklich gefährlich für dich.

Statt in der Situation auszuharren und die Erfahrung zu machen, dass der Worst Case, also das schlimmste Szenario, das man sich vorstellen kann, ausbleibt oder sich eben doch zumindest überleben lässt, praktiziert man das Gegenteil. Man ist sich sicher: Wäre ich nicht geflüchtet, wäre es zur unaushaltbaren Katastrophe gekommen. Das Entsetzen über die ersten Attacken ist so überwältigend, dass diese Abwärtsspirale des Vermeidungsverhaltens die erste Krankheitsphase fast immer begleitet. Vermeidungsstrategien können dabei ganz unterschiedlich aussehen: Manche Betroffenen klammern sich krampfhaft an andere Menschen. Sie können nicht allein sein und trauen sich nur noch mit Begleitperson aus dem Haus. Andere können in akuten Zuständen die Gegenwart anderer Menschen nicht ertragen und fühlen sich schlagartig besser, wenn sie allein sind. Zum letzteren Typ gehörte ich – die bloße Anwesenheit meiner Eltern im gleichen Stockwerk konnte eine beginnende Angstattacke zum Ausbruch bringen. Dabei war es manchmal gar nicht so leicht, die Angst als solche zu erkennen – ihre Gesichter waren so vielfältig. Gelang es mir, ein Symptom nach einigen Attacken als harmlos einzustufen, erschien postwendend ein neues. Mal kleidete sich die Angst in Schwindel, mal in Herzrasen, dann in Atemnot und manchmal in alles zusammen. Einzig die Übelkeit begleitete mich bei jeder Attacke. Ich befürchtete, in eine Situation zu geraten, in der ich vor anderen Menschen erbrechen müsste, ohnmächtig werden würde oder schlichtweg einfach vor den Augen aller qualvoll ersticken und sterben würde. Getrieben von dem

Versuch, diese Szenarien zu vermeiden, kam mein Alltag fast vollständig zum Erliegen. Die Schule wurde zu einem Ort der Angst. Sobald sich nach der Pause die Tür zu unserem Klassenraum schloss, brach mir kalter Schweiß aus. Der Notfallplan, den meine Eltern mit den Lehrer*innen ausgeklügelt hatten, sah vor, dass ich zumindest die wichtigsten Hauptfächer pro Woche besuchte – ich scheiterte kläglich. Die letzten Klausuren, die ich noch schrieb, kamen mit ernüchternden Ergebnissen zurück. Ich hatte einfach zu viel Unterricht versäumt. Nach einer Stunde kurz vor den Ferien nahm mich mein Deutschlehrer schließlich beiseite.

»Es tut uns leid, Kea. Aber du wirst die 12. Klasse noch mal machen müssen. Mit so großen Lücken können wir dich nicht ins Abi schicken.«

Ich starrte auf die leeren Sitzbänke, die Tafel, meinen Platz, extra nahe an der Tür. Dann in das mitfühlende Gesicht meines Lehrers.

»Es tut mir wirklich leid«, sagte er noch einmal. Ich nickte schwach. Dann zuckte ich mit den Schultern.

»Da kann man wohl nichts machen«, flüsterte ich heiser. Ich nahm meinen Mantel und stolperte aus der Tür. Meine Beine trugen mich irgendwie die Treppen hinunter ins Foyer der Schule, wo die Schüler*innen der Oberstufe für gewöhnlich in ihren Freistunden auf den Heizkörpern saßen, Kaffee tranken und sich über Studienplätze und Erasmusprogramme unterhielten. An diesem Tag war es still, das Foyer war leer. Mein Rucksack fiel zu Boden, ich rutschte an der warmen Heizung hinunter. Nur drei Jahre zuvor hatte ich so hart für diesen Abschluss gekämpft – und jetzt, jetzt verlor ich ihn doch, meine Freundinnen würden ohne mich fürs Abi lernen, ohne mich die Abschlussfahrt antreten, ohne mich vor ihren stolzen Eltern die Zeugnisse in Empfang nehmen. Dann würden sie ins Leben starten, in ein Leben, das mir eine Tür nach der anderen vor der Nase zuschlug. Ich klammerte mich an den Heizkörper, er war voll aufgedreht. Die Hitze verbrannte mir die Finger, aber ich zog sie nicht zurück. Obwohl niemand im Foyer war, der mich hätte sehen können, drehte ich mich zum Fenster, als meine Tränen zu laufen begannen. Ich wollte nicht einmal, dass dieser leere Vorraum der Schule mich weinen sah.

Meine Familie versuchte mich aufzufangen und zu trösten, aber ich stand unter Schock. Alles, was ich mir jahrelang so hartnäckig erkämpft hatte, entglitt mir. Jetzt, wo ich nicht mehr zur Schule gehen musste, weil es im Grunde sowieso egal war, machte sich die Angst auch zu Hause breit. Das Abendessen mit meinen Eltern wurde zur Zerreißprobe. Ich konnte nicht mehr mit meiner Familie an einem Tisch sitzen, auch das war schon zu viel Enge für mich. Sobald wir Platz genommen hatten und meine Schwestern sich Brotscheiben auf die Teller legten, begannen meine Hände zu zittern. Meine Eltern waren ratlos – und besorgt. Wie sollte eine Zukunft für mich aussehen? Wie sollte ich jemals einen Job finden, der mich über Wasser hielt? Nachts lag ich wach in meinem Bett und weinte und betete dafür, dass irgendein Wunder passieren würde. Mein 18. Geburtstag näherte sich, aber nichts in meinem Leben fühlte sich nach Erwachsensein an. Was würde aus mir werden? Ich war ja nicht einmal fähig, regelmäßig das Haus zu verlassen! Meine Eltern fuhren mich zu meiner neuen Therapie bei einer psychoanalytischen Kinder- und Jugendtherapeutin wie ein Kleinkind. Abwechselnd kutschierten sie mich zu den Sitzungen, während ich weinend auf der Rückbank ihres Autos saß, sicher, weder die Fahrt noch die Stunde zu überleben.

Die neue Therapeutin wollte mich zweimal die Woche sehen. Sie schickte mich außerdem zusätzlich zu einer Psychiaterin. Die stellte mir einen ganzen Katalog von Fragen. Als sie ihr Rezeptheft zückte, um mir ein angstlösendes Antidepressivum zu verschreiben, sagte sie einen Satz, der alle meine Hoffnungen darauf, wenigstens Chemie könne mich von meiner Angst befreien, zunichtemachte. »Gerade am Anfang kann es sein, dass Ihnen von dem Medikament schlecht wird.«

Damit war das Thema für mich gegessen. Aus Höflichkeit nahm ich das Rezept mit, löste es aber nie ein. Übelkeit als Nebenwirkung, das war, obwohl meine Panikattacken meinen Alltag völlig lahmlegten, für mich immer noch inakzeptabel. Die Emetophobie thronte über all meinen Ängsten wie eine Sphinx. Sie hatte immer das letzte Wort.

Statt eventuell von Psychopharmaka zu profitieren, wurde ich immer abhängiger von meinen Tropfen und Tabletten gegen die Übelkeit. Eine Zeit lang stieg ich sogar von pflanzlichen auf chemische Mittel um, die ich eines Tages während eines Panikanfalls derart überdosierte, dass ich halb weggetreten von meinen Eltern ins Krankenhaus gefahren werden musste. Abhängigkeiten von Medikamenten, Alkohol oder übermäßigem Essen sind unter Angstpatient*innen weitverbreitet – sie sind der Versuch, die innere Spannung kurzfristig zu drosseln. Alles, was hilft, den unangenehmen Gefühlen zu entkommen, schiebt sie aber nur vor sich her. Man kann Jahre mit Weglaufen verbringen und sich selbst belügen, während man sich einredet, dass man doch schon irgendwie zurechtkommt. Aber das führt lediglich dazu, dass die Angst das eigene Leben beherrscht und es im schlimmsten Fall so zusammenfaltet, bis nur noch ein winziges Stück übrig ist. Auf lange Sicht gibt es nur einen einzigen Weg, der Angst wirklich zu entwachsen – und der führt mitten durch sie hindurch.

Konfrontation und Desensibilisierung, das sind die zwei Schlagworte, wenn es um Angst und Angstvermeidungsverhalten geht. Was man gelernt hat – bestimmte Situationen sind gefährlich –, muss wieder verlernt werden. Wer wartet, dass die Angst einfach von selbst verschwindet, wartet vergebens. Neben meiner Therapie durchforstete ich in meiner Not sämtliche Ratgeber, die ich zum Thema Angst und Panikattacken finden konnte. Besonders das Buch *Ängste verstehen und überwinden* von Dr. Doris Wolf wurde für mich zu einer Bibel. Ich trug es ständig mit mir herum, als Anker, der mich an Ort und Stelle hielt. Um die Mechanismen meiner Ängste besser zu verstehen, legte ich ein Angst-Tagebuch an. Darin beschrieb ich, welche Situationen ich mied und welches Szenario ich befürchtete. Verboten war, an der schlimmsten Stelle gedanklich abzubrechen – ich notierte also immer auch einen Weg, wie ich aus der jeweiligen Lage wieder herausfinden konnte. Sollte ich mich in der Öffentlichkeit übergeben müssen, war es realistisch betrachtet wahrscheinlicher, dass Menschen mir helfen oder einen Arzt rufen würden, statt schreiend vor mir wegzulaufen. Die Situationen, die ich aufgeschrieben hatte, sortierte ich im Anschluss von 1 – unangenehm, aber auszuhalten – bis 10 – der absolut schlimmsten Angst. Daraus entstand ein individueller Trainingsplan. Während der Konfrontationstherapie beginnt man mit einer Situation, die mit einer 1 oder 2 bewertet wird, und übt, diese so lange auszuhalten, bis keine Angst mehr auftritt. Dann widmet man sich der nächsten Stufe auf der Angstleiter. Sinn der Übung ist nicht, dass die Angst von Beginn an weggedrückt wird – sondern damit zu rechnen, dass sie auftaucht. Der Angstanfall kann vielleicht nicht aufgehalten werden, aber er bestimmt nicht länger die Richtung. Im Ergebnis wird die Angst auf diese Weise schwächer, bis sie irgendwann ganz verschwindet. So stand es in meinen Büchern. Darin klang es so logisch, fast schon leicht, beinahe konnte man Lust darauf bekommen, mit dem Üben zu beginnen.

Als ich im Januar das erste Mal seit dem Tag der Graffitiparty, das erste Mal seit meiner allerersten Panikattacke, an einem U-Bahnhof stand, war es nicht leicht. Alles andere als das. Der Tag war kalt, aber klar. Schon als ich den Bahnsteig betrat, begann mein Puls schneller zu schlagen. Ich hatte einen Mittwochvormittag ausgesucht, die Rushhour war schon vorbei, die Wagen nur mäßig besetzt. Um mein Nervensystem zu beruhigen, machte ich Atemübungen, die Luft stand in weißen Wolken vor meinem Gesicht. Tief einatmen, bis sich der Bauch vorwölbt – ausatmen mit gespitzten Lippen, auf den Buchstaben Fffffff. Lippenbremse nennt sich diese Technik, das langsame und lange Ausatmen bremst den Atemstrom und weitet dadurch die Atemwege.

Der erste Zug näherte sich. U3 Richtung Südbahnhof. Die Bremsen quietschten, als die Bahn vor mir zum Stehen kam. Die Türen sprangen auf, bei dem Geräusch zuckte ich zusammen. Meine Finger umklammerten das Angstbuch in meinen Händen so fest, dass meine Knöchel weiß hervortraten. Hastig schlug ich es auf, las eine der gelb markierten Passagen.

»Es gibt keine Angstbewältigung, ohne erst mit der Angst das zu tun, wovor Sie Angst haben.«[3]

Dr. Wolf versprach mir das. Ich atmete noch einmal tief durch. Den ersten Zug ließ ich an mir vorbeifahren. In den zweiten stieg ich ein. Es gab nur diesen einen Weg. Alle anderen führten zurück in mein Angstgefängnis.

Ab diesem Tag übte ich täglich im öffentlichen Nahverkehr der Frankfurter Innenstadt. U-Bahnen, Busse und Straßenbahnen wurden meine Trainingsräume auf Zeit. Zwischen den Bahnhöfen erlebte ich alles an Gefühlen, was meine Seele hergab: Beklemmung, Todesangst, Wut, Verzweiflung, Erleichterung, Euphorie. Die Gebete, die ich dabei sprach, waren keine Frage der Konfession. Sie waren eine Notwendigkeit. Es war die Zeit, in der ich wieder mit Gott sprach wie ein Kind, damals, als es mir noch selbstverständlich erschienen war und ich mich nie gefragt hatte, ob es wirklich ein Gegenüber gab, das mir zuhörte. Ich betete, weil ich das Gefühl hatte, dass das, was ich tun musste, zu groß war für mich allein. Oft kauerte ich am Boden, im Gang, immer nah an der Tür, an den guten Tagen saß ich auf einem der hässlich bezogenen Sitze, studierte die Buchtitel meiner Mitreisenden und versuchte, das ganz Gewöhnliche wieder normal zu finden. Was auch immer ich tat, ich tat es nach dem Grundsatz, nie ein Verkehrsmittel oder eine Warteschlange zu verlassen, wenn sich die Angst auf ihrem Höhepunkt befand. Dieser Grundsatz ließ mich durchhalten, auch wenn ich ihn ein ums andere Mal verfluchte. Aber er behielt recht. Kontinuität war das Zauberwort. Die tägliche Konfrontation ließ die Angst nach und nach abebben, die Attacken fielen weniger heftig aus und dauerten nicht mehr so lange an. Dinge, die für andere Menschen völlig normal waren,

waren für mich unfassbare Glücksmomente – zum Beispiel, als es mir gelang, mich lange genug in einem Klamottenladen aufzuhalten, um mir einen neuen Wintermantel auszusuchen. Den brauchte ich auch dringend, so oft, wie ich in diesen Wochen auf zugigen Bahnhöfen stand und darauf wartete, mein tägliches Training anzutreten. Immer öfter lichtete sich dann die Angst für einen Moment und die vorbeiflitzenden Bilder, die Sonne, die sich in den Fensterscheiben spiegelte, blendeten mich mit einer Helligkeit, die nicht auf ihre Leuchtkraft allein zurückzuführen war.

Der Weg zurück ins Leben dauerte Monate. Als ich erneut in die 12. Klasse startete, war ich noch nicht komplett angstfrei, konnte aber wieder am Unterricht teilnehmen. Wenn mich doch noch mal eine heftige Attacke erwischte, hielten meine neu gewonnenen Freundinnen unterm Tisch meine Hand. Dann redete ich mir gut zu, schaute aus dem Fenster in die Kronen der Kastanienbäume und machte leise meine Atemübungen. Aber nach und nach ersetzten die Inhalte der Schulstunden, die Gespräche über Faust und Don Juan, über Analysis und Stochastik und die Impressionisten meine ständige Sorge um die Zukunft. Ich lebte wieder. Ich hatte von der Angst nicht alles, aber viel Territorium zurückerobert. Erstmals hatte ich die Kraft, Dinge zu tun, von denen ich lange Zeit nur geträumt hatte. Mit meinen Freundinnen durch die Stadt bummeln, ein Konzert besuchen, tanzen gehen. Die Angst war oft mit dabei, aber mittlerweile war ich diejenige, die sie am Handgelenk fasste und hinter mir herzog. Sie begleitete mich auch in die Klubs, die wir am Wochenende besuchten, und bestand noch auf einen Notfallbeutel in meiner Handtasche. Aber meistens gab sie im Laufe des Abends gelangweilt auf und machte sich aus dem Staub, sodass meine Freundinnen und ich noch einige Stunden ganz für uns hatten, unter den Scheinwerfern, in der warmen Umarmung der Bässe, die aus den Boxen strömten. Im Morgengrauen fuhren wir mit unseren Fahrrädern durch das stille Frankfurt nach Hause, über uns die blassen Sterne und das Gezwitscher der Vögel, zwischen uns sorgloses Gelächter und die besten Geschichten der letzten Nacht. Wenn ich endlich in mein Bett kroch, die Augen schwer und müde, musste ich mich kneifen, um sicherzugehen, dass all das Wirklichkeit war, und mein letzter Gedanke, bevor mich ein tiefer Schlaf übermannte, galt der Dankbarkeit, die ich für jeden einzelnen Moment empfand. Es war die Angst gewesen, die mir fast alles an Lebensfreude genommen hatte, jetzt war sie es, die mir mehr zurückgab, als ich zuvor gehabt hatte.

Weil ich nicht mehr jeden Tag damit beschäftigt war, von morgens bis abends die Panik im Zaum zu halten, wurde in meinem Herzen sogar Raum frei für die Liebe. In dem Sommer, in dem ich voller Stolz mein Abiturzeugnis in den Händen hielt, lernte ich meinen ersten Freund kennen. Für unser erstes Date trafen wir uns in einem Café, aber weil es in den engen Räumen zu voll und laut war, um sich in Ruhe zu unterhalten, verlagerten wir unser Kennenlernen kurzerhand an die Nidda. Wir bestellten Pizza beim Italiener an der Ecke und Seite an Seite schlenderten wir zum abendleeren Spielplatz am Ufer. Ich war viel zu nervös, um etwas herunterzubekommen, deshalb aß er die Quattro Stagioni allein. Zum Nachtisch steckte er sich ein Bonbon in den Mund, beugte sich zu mir herüber und gab mir meinen allerersten Kuss. Er schmeckte nach Zitrone und war gleichzeitig das Süßeste, das meine Lippen je probiert hatten. Dass ich den Zauber dieses Augenblicks so intensiv erlebte, dass er mich von oben bis unten mit Glückshormonen flutete, die alles bisher Dagewesene in den Schatten stellten, war für den Moment wundervoll, sollte sich auf lange Sicht aber noch als handfestes Problem erweisen. Am Zitronenabend aber ahnte ich davon nichts. Ich fühlte mich einfach nur wie das glücklichste Mädchen der Welt.

Dürre

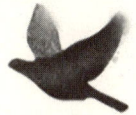

Die Liebe war so verführerisch! Oder nicht wirklich die Liebe, sondern das, was ich dafür hielt. All die Filme, Serien, Bücher und Lieder, von *Dirty Dancing* bis *Titanic*, von *Romeo und Julia* bis zur *Twilight*-Saga, hatten es mir vorgemacht: Sich zu verlieben war das schönste Gefühl der Welt! Sich zu verlieben, war das, worauf meine Freundinnen und ich jahrelang gewartet hatten. Wir nahmen die Mädchenmagazine sehr ernst mit ihren Aufforderungen, uns so zu schminken, anzuziehen und zu verhalten, dass wir den Jungs gefielen. »Hast du einen Freund?« war eine der ersten Fragen, die wir stellten, wenn wir ein anderes Mädchen kennenlernten. Wenn sie einen hatte, waren wir neidisch. Und wenn sie noch keinen hatte, dann wollte sie einen. Später als die meisten konnte ich nach dem Zitronenkuss diese Frage endlich bejahen, wenn auch nur für wenige Wochen. Wochen, die mein Freund und ich in seinem kleinen Zimmer unterm Dach verbrachten, mit seiner Clique in den Kleingärten und auf den auch nachts noch sommerlich warmen Straßen Frankfurts. Wir brachten viele erste Male hinter uns, den ersten Kuss, den ersten Besuch bei den Eltern, den ersten Streit – und schließlich das erste Mal, dass ein Mann einfach von einem Tag auf den anderen aus meinem Leben verschwand und ich die verheerende Wirkung meines Bindungstraumas auf der Zunge schmeckte, salzig, nächtelang. Das war nicht nur Liebeskummer. Als mein Freund mich verließ, überkam mich ein Gefühl existenzieller Panik. Und ein Hass auf mich selbst brach sich Bahn, von dem ich vorher nicht einmal gewusst hatte, dass es ihn gab. Das Problem meiner Seele war – sie hatte keine Filter. Jedes Gefühl rauschte unmittelbar durch bis in den Kern. Und allen Schmerz, alle Wut, die ich nach der Trennung empfand, richtete ich ausschließlich gegen mich. Ich machte mir Vorwürfe, dass ich ihn nicht hatte halten können. Dass ich nicht gut genug gewesen war. Dabei sah ich darin meine Aufgabe: einen Mann für mich zu gewinnen und ihn dazu zu bringen, zu bleiben. Darin hatte ich versagt.

Es war ein so destruktives Gedanken- und Gefühlsmuster, es war so schmerzhaft, das zu glauben. Wenn diese Gefühle zu übermächtig wurden, griff ich zu einer Art emotionalem Aderlass. Ich war nicht stolz darauf, aber ich kannte auch keine Alternative. Wenn ich es gar nicht mehr aushielt, ritzte ich mir die Arme auf. Nicht tief, nur so, dass ein bisschen Blut zu sehen war und die schmalen Striche auf meinem linken Unterarm oder an meinen Knöcheln schnell wieder abheilten und verblassten. Meistens benutzte ich Scherben zum Schneiden. Sie waren weniger scharf als Klingen und erzielten trotzdem einen Effekt. Menschen, die nie das Bedürfnis verspürt haben, sich selbst zu verletzen, sehen in einem solchen Verhalten ausschließlich die selbstzerstörerische Komponente. Dabei sind Selbstverletzungen, auch wenn es paradox klingen mag, zunächst ein Versuch, dem Schmerz Einhalt zu gebieten. In den Momenten, in denen ich schnitt, in denen ich Blut sah, fühlte ich nur Erleichterung. Als wäre meine Haut ein Container für Gefühle, und indem ich sie an manchen Stellen öffnete, wich die darunterliegende Traurigkeit aus meinem Körper. Weh tat es nicht, obwohl ich normalerweise schon bei jeder Blutentnahme zurückzuckte.

Für mich war aber nicht nur das Ritzen wichtig, auch die anschließende Wundversorgung gehörte dazu. Diese Art, mich um mich zu kümmern, schien die einzige zu sein, die ich beherrschte. Ich genoss dieses Ritual regelrecht. Ich hatte mir meine Fürsorge durch den vorangegangenen Schmerz ja verdient. Noch musste ich für meinen Trost diesen Umweg nehmen. Ich hatte nicht die geringste Idee, wie ich es schaffen sollte, mich in diesem Schmerz selbst zu halten. Diesen Schmerz, den ich heute meinen Borderline-Schmerz nenne, lösten vor allem Trennungssituationen aus. Die übersteigerte Angst vor dem Verlassenwerden ist ein Hauptmerkmal der Borderline-Persönlichkeitsstörung. Was sie sonst noch ausmacht, wusste ich damals aber ebenso wenig wie, dass ich daran litt. Das Tückische am Borderline-Schmerz ist seine Absolutheit. Von null auf hundert, umgelegt wie ein Lichtschalter – ein oder aus, drinnen oder draußen. Er rauscht mit 360 Sachen heran, keine Chance mehr, etwas zu denken, alle guten Ratschläge kommen viel zu spät. Wenn er getriggert wird, verändert sich mein komplettes Bewusstsein. Mein vernünftiges, erwachsenes Ich ist wie ausgeschaltet, ich rutsche in eine Absolutheit der Gefühle, die für kindliches Erleben typisch ist. Der Schmerz ist randlos, da gibt es nichts mehr daneben oder darüber oder nebendran. Es ist eine alte Narbe, die wieder aufreißt, ein schmerzhafter Gruß aus der Vergangenheit. All das erkenne ich aber erst über zehn Jahre später, als ein Psychologe während einer Trennungskrise die Diagnose Borderline stellt.

Wer das erste Mal mit ihm in Berührung kommt, auf den wirkt die Wucht des Borderline-Schmerzes oft erschreckend oder sogar übertrieben oder dramatisch. Mit erwachsenem Verstand betrachtet, ist er es vielleicht auch – aber in den Momenten, in denen eine schwere Borderline-Krise ausgelöst wird, gibt es keinen Erwachsenen in der Schaltzentrale mehr. Ist die Krise vorüber, taucht man auf wie aus einer anderen Welt und kann manchmal selbst nicht mehr nachvollziehen, wieso man Stunden oder Tage zuvor so aus der Fassung geraten ist.

Kurz nachdem mein Freund sich von mir getrennt hatte, kam meine beste Freundin zu Besuch. Ich hatte mich in mein Zimmer verkrochen und wollte eigentlich niemanden sehen. Mein Vater öffnete ihr die Tür, ich hörte ihre Schritte die Treppe heraufkommen, dann stand sie im Zimmer. Normalerweise hätte ich sie jetzt in den Arm genommen. Hätte ihr etwas zu trinken angeboten. Hätte erzählt, was mich bedrückte. Aber ich tat nichts davon. Alles in mir war so schwer, dass ich das Gefühl hatte, mich nie mehr bewegen zu können.

Mir fehlte sogar die Kraft, die Tränen aus meinem Gesicht zu wischen. Vorsichtig bahnte sie sich einen Weg durch das Chaos auf dem Fußboden und setzte sich auf die Bettkante. Als sie das Licht auf meinem Nachttisch anmachen wollte, hielt ich sie davon ab. Ich sah sie nicht an, ich lag auf den Kissen und starrte ins Nichts.

»Es wird wieder besser werden«, sagte sie leise.

»Ist mir egal«, sagte ich. »Es ist sowieso sinnlos.«

»Was ist sinnlos?«

»Alles. Alles einfach … Mein Leben. Alles.«

Sie schwieg. Mein Wecker tickte. Auf der Straße schlugen Autotüren, die Lichter eines Wagens wanderten durchs Zimmer. Meine Freundin strich über die Wolldecke, die am Ende des Bettes lag.

»Wollen wir Musik anmachen? Manchmal hilft Musik.«

Ich schüttelte den Kopf. Ich konnte spüren, wie hilflos ich sie machte, und es tat mir leid. Meine Dunkelheit war ein Gewicht, das zu schwer war für sie. Ich hörte es in ihrer Stimme, ich sah es in ihrem Gesicht. Sie erschrak vor mir, weil sie spürte, dass ihr Trost mich an diesem Ort nicht mehr erreichen konnte. Also zwang ich mich dazu, etwas zu sagen, was sie beruhigte. Ich nahm meine ganze Kraft zusammen und zog einen Mundwinkel nach oben.

»Es wird schon wieder«, sagte ich matt. »Danke. Wir sehen uns morgen in der Schule, ja?«

Ich drückte kurz ihre Hand. Sie seufzte. Dann stand sie auf und ging zur Tür. Dort angekommen, drehte sie sich noch mal um, aber ich schloss nur die Augen.

Nach dem Besuch meiner Freundin fasste ich einen Entschluss: Von jetzt an wollte ich die Tiefe meiner Gefühle, vor allem dieser destruktiven, zukünftig unter Verschluss halten. Sie waren zu schwer, sie waren zu düster. Ein plötzlich auftauchender Schwarm großer schwarzer Vögel, deren Geschrei die Menschen um mich herum Abstand nehmen ließ. Nie wieder wollte ich einen Ausdruck von Angst auf den Gesichtern meiner Freundinnen sehen.

Dieses neue Filtersystem funktionierte großartig. Meine Seele war eine semipermeable Membran geworden – alles von außen kam hinein, aber nur weniges konnte die unsichtbare Grenze, die mich wie eine Haut umgab, passieren und nach außen dringen. Dadurch hatten weder meine Therapeut*innen noch meine Eltern die Möglichkeit, zu verstehen, was mit mir los war. Es war keine bewusste Lüge, wenn ich in meinen Therapiestunden meine Gefühlszustände beschönigte oder abdämpfte: Es war einfach das, was ich für angemessen hielt. Für gerade noch *zumutbar*. Niemand bekam das volle Ausmaß meiner Gefühlsextreme mit. Eben noch war ich glücklich und erfüllt, fünf Minuten später zweifelte ich am Sinn des Lebens und meiner Existenz. Beides fühlte sich vollkommen wirklich für mich an. Beides war zum jeweiligen Zeitpunkt für mich wahr.

Auch aus meinem ersten Trennungsschmerz tauchte ich irgendwann wieder auf. Dass ich über meine Liebe zum Graffiti bald meinen nächsten Freund kennenlernte, half dabei, die letzten Reste von Selbstzweifeln und der Angst, für immer allein zu bleiben, abzuschütteln. Die Stunden, die ich in seinem Arm lag, flößten mir Sicherheit ein. Sicherheit, nach der ich mich im unsicheren Terrain zwischen Schulabschluss und Berufswahl so sehr sehnte. Die Welt erwartete eine Entscheidung von mir, eine Entscheidung, was ich mit meinem Leben jetzt anstellen wollte. Mich lockten die beiden großen Schreibschulen in Deutschland, in Hildesheim und Leipzig. Textwerkstätten, Stilübungen, der Austausch mit anderen Schreibenden – nichts schien mir verheißungsvoller, mehr Abenteuer, mehr Leidenschaft zu versprechen. Aber war ich wirklich gut genug? Würde ich es überhaupt durch die Aufnahmeprüfung schaffen? Und, falls ich diese Hürden nehmen würde – was danach? Wer lebte denn schon wirklich davon, Bücher zu schreiben? Ich war doch immer noch nicht gesund, ich hatte nicht dieses »verdammt dicke Fell«, von dem ich annahm, dass man es als freie Autorin brauchte. Nachts wälzte ich mich neben meinem Freund unruhig hin und her. In meinem Kopf hörte ich immer wieder diese Stimme, die sagte: *Du hast diese Leidenschaft in dir, warum ziehst du immer wieder die Bremse?* Dann fühlte ich, wie sich etwas in meiner Brust entzündete, ein Funken, der Kraft hatte, Kraft für viele Leben, dann wollte ich es wagen, dann sah ich den Weg so klar – aber kaum dämmerte der nächste Morgen, verglühte der Brand der Nacht und zerfiel zu Asche, die aus den geöffneten Fenstern wehte.

In der kleinen Einzimmerwohnung meines Freundes hörten wir Musik, machten Graffitiskizzen und aßen fettige Nudeln aus Lieferboxen vom China-Imbiss. Abends saß er an seiner Bewerbungsmappe, nach dem Zivildienst wollte er unbedingt einen Platz für ein Grafikdesign-Studium ergattern. Einige Tage sah ich zu, wie er malte und fotografierte, große graue Tonpappen ausschnitt, beschriftete und seine Arbeiten darauf aufzog. Ich malte passabel, kreativ war ich auch und die Jobchancen in diesem Beruf schienen mir, gerade für mich, mit meinem gesundheitlichen Handicap, aussichtsreicher zu sein als der Autorinnentraum. Kurzerhand beschloss ich, mich ebenfalls zu bewerben.

Ich brannte nicht dafür, es war nur ein Spiel, aber wieso nicht, wenn ich eh nicht den Mumm besaß, das zu tun, was ich wirklich wollte? Wir arbeiteten tage- und nächtelang an unseren Mappen, hörten Reggae, saßen zwischen Bergen von Papier und Stiften auf dem Boden und traten schließlich bei der zweitägigen Prüfung an. Und tatsächlich: Ich bestand. Kurz nachdem ich den Zulassungsbescheid in den Händen hielt, zog ich in meine erste WG im vierzig Kilometer entfernten Wiesbaden, in ein blassblaues Hochhaus unweit der Hochschule.

Kaum hatte es begonnen, hätte ich das Studium am liebsten wieder beendet. Ich hatte andere Vorstellungen von dem Leben an einer Hochschule gehabt: Studierende mit langen Haaren und Wollpullovern, die bis spät nachts bei billigem Wein über die politische Zukunft des Landes diskutierten. Viele meiner Kommiliton*innen interessierten sich aber mehr für ihre Karriere als für Klima, Umwelt oder Gleichberechtigung. Ihre Ziele waren klar umrissen: ein gut bezahlter Job in der Werbung, ein dickes Auto vor der Tür, eine Reihe von Design Awards im Schrank. Ob es um Kampagnen für Firmen ging, die ihren Umsatz durch menschliche und ökologische Ausbeutung machten, war nebensächlich. An einem Abend am Ende meines ersten Semesters sah ich mir den Film *Der Club der toten Dichter* an, Robin Williams spielt darin einen Lehrer, der seine Schüler dazu ermutigt, ihren eigenen Weg zu gehen und ihren wahren Leidenschaften zu folgen. »Welches ist der Vers, den ihr zum Leben beitragen wollt?«, fragt er seine Schüler und die Frage klatschte mir in dem nur vom Licht des Bildschirms erhellten Zimmer ins Gesicht wie ein nasser Lappen. Hatte ich zu viel auf die Angst gehört? Hatte ich ihr zu viel Macht gegeben? Irgendwann würden wir alt sein, es würde schon bald sein, auch wenn meine Kommiliton*innen oft so lebten, als wären sie für immer 22, einen Glauben, den man eben nur mit 22 haben kann. In einem Interview sagte Gale Hansen aus dem Cast von *Der Club der toten Dichter* einmal: »Es ist eine Sache, mit seinen Träumen zu leben und damit zufrieden zu sein, nur zu träumen. Es ist eine andere, eine Chance zu bekommen, die dazu führt, dass deine Träume eine mögliche Realität werden. Und dann mit den Folgen zu leben, die diese Lebensentscheidung für dich hat.«[4]

Es ist eine Sache, mit dem Träumen allein zufrieden zu sein. Ich für meinen Teil war es nicht.

Zwischen dem Tag, an dem man eine Erkenntnis hat, und dem Tag, an dem man daraus seine Konsequenzen zieht, können viele Jahre vergehen. Angst ist ein gewaltiger Hemmschuh. Ich blieb bei meinem Studium, ich wagte es nicht, es abzubrechen, auch wenn es mir kaum geistiges Futter bot. Ich vermisste das Schreiben, ich vermisste das Gefühl, etwas zu lernen, das mir wirklich etwas bedeutete. Ich ging trotz meiner Ängste zur Uni, meistens jedenfalls, ich erledigte meine Aufgaben pünktlich, sammelte Creditpoints. Aber innerlich war ich wie betäubt, fühlte mich leer und gleichzeitig rastlos. Leise und ohne es bewusst wahrzunehmen, schlich sich die Depression in mein Leben. Stundenlang starrte ich aus dem Fenster oder an die Wand, bewegungslos, versunken in einen gedanklichen Nebel, in dem Zeit und Ort sich auflösten. Entscheidungen zu treffen, fiel mir immer schwerer. Manchmal stand ich im Supermarkt minutenlang vor den Regalen, unfähig, zu entscheiden, ob ich Nudeln oder Reis kaufen sollte. Irgendwie funktionierte ich, aber ich vergaß immer mehr, wofür. Wozu atmen? Wozu aufstehen? Glaubte ich wirklich, eine Schriftstellerin zu sein? Warum schrieb ich dann nicht? Was, wenn ich gar kein Talent hatte? Was, wenn ich niemals in der Lage sein würde, mich selbstständig zu versorgen? Was, wenn auch im Schreiben keine Erfüllung zu finden war? Was, wenn nirgendwo Erfüllung zu finden war? An diesem Punkt der Fragerunde war ich regelmäßig schachmatt. Dann rollte ich mich unter meiner Bettdecke zusammen, unfähig, die Lethargie zu durchbrechen, unfähig sogar, zu weinen.

Während meine Seele erst schmerzerfüllt, dann taub wurde, bemerkte ich bei meiner Mutter einen Stimmungswechsel. Ich kannte sie, wenn sie depressiv war. Ich kannte sie auch, wenn sie bessere Tage hatte. Jetzt aber gesellte sich zu ihrer Heiterkeit ein schriller Ton, eine Nuance von übertriebener Euphorie, die sich Tag für Tag steigerte. Sie wachte schon früh am Morgen auf, schrieb wirre E-Mails oder rief schon vor Sonnenaufgang an. Dann redete sie, ohne Luft zu holen, schmiedete Pläne, schmiss sie am nächsten Tag wieder um. Ich konnte ihren Gedanken kaum noch folgen, ihre Stimme am Telefon klang wie die einer Fremden. Sie kaufte Miniröcke und leuchtend roten Lippenstift, tätschelte mir pausenlos das Gesicht, wenn wir uns trafen, oder fing im Wartezimmer ihrer Zahnärztin an, laut zu singen. Sie wollte ein Buch schreiben, sie wollte unvermittelt heiraten, sie fuhr mitten in der Nacht plötzlich los nach Paris. Mal war sie euphorisch, dann gereizt, oft irgendwas dazwischen. Ihre Nerven schienen unter Starkstrom zu stehen, aber sie selbst fand alles völlig normal. Irgendwann schlief sie trotz stärkster Schlafmittel nur noch höchstens vier Stunden die Nacht. In langen Briefen und E-Mails schleuderte sie mit Vorwürfen nur so um sich, wollte mal »so richtig aufräumen«. Freundinnen wandten sich ab. Auch meine Schwester und mich ließ das Verhalten meiner Mutter nur ratlos zurück. Dann kam der Absturz. Der Rausch von überfließender Kreativität, Energie und Größenwahn kippte nun in das genaue Gegenteil – eine tiefe Depression. Nachdem sie sich selbst einige Male in die Psychiatrie eingewiesen hatte, wieder entlassen wurde, um kurze Zeit später erneut vor der Tür zu stehen, stellten die Ärzt*innen ihr schließlich eine neue Diagnose: bipolare Störung. Aus den jahrelangen rezidivierenden Depressionen war nun der Wechsel geworden zwischen den niedergedrückten Stimmungen der Depressionen und der euphorischen Hochstimmung der Manie. In der Psychiatrie lernte meine Mutter Gesellschaftsspiele, begann wieder zu rauchen und probierte sich durch das halbe pharmakologische Spektrum, bis sie eine Tabletteneinstellung gefunden hatte, die ihre manischen Phasen in Schach halten konnte. Die Manie war nun damit zufrieden, sich auf einen kleineren Radius zu beschränken, spürbar war sie aber noch immer. Wenn ich in diesen Zeiten mit ihr telefonierte, konnte ich sie in der Stimme meiner Mutter hören, in der Art, wie sie formulierte, in ihrem Tonfall, ich spürte sie an ihrem Sprechtempo, nicht so eindeutig, wie in der Zeit ohne Diagnose und Medikamente, aber eben doch wahrnehmbar, sodass ich dann manchmal fragte: »Mama, bist du grade wieder ein bisschen drüber?«

Dann war es kurz still in der Leitung, weil meine Mutter stutzte und darüber nachdachte, und meistens sagte sie dann: »Hach, jaja, das kann schon sein.«

Während ihrer ersten manischen Phase, die mehrere Monate dauerte, hatte ich geglaubt, dass ich meine Mutter, wie ich sie kannte, einfach verloren hatte. Dass sie nie wieder mit dieser ruhigen Stimme mit mir sprechen würde, die mich in meiner Kindheit in den Schlaf gesungen hatte. Dass sie einfach hinter dieser schrillen Fassade verschwunden war. Ich weinte oft in dieser Zeit. Weinte darum, dass mir keine unbeschwerte Zeit mit meiner Mutter vergönnt war. Immer lagen Schatten darauf, immer drang etwas dazwischen. Erst als es ihr mithilfe von Therapien und Medikamenten schrittweise besser ging, stellte ich fest, dass sie noch da war. Dass es Tage gab, an denen die Zeit der blühenden Manie wie ein schrecklicher Albtraum war, als wäre sie etwas, aus dem man aufwachen konnte, als ob es sie nie wirklich gegeben hätte.

Mit der neuen Erkrankung meiner Mutter wuchs auch mein Misstrauen dem Leben gegenüber. Was war noch sicher, wenn

Menschen, die man sein Leben lang kannte, plötzlich nicht mehr wiederzuerkennen waren? Was hatte dann überhaupt noch Bestand? Im losen Sand der Tage griff ich nach allem, was Sicherheit versprach. Selbst noch kaum erwachsen, träumte ich davon, ein Baby zu haben. Meinen damaligen Freund hätte ich am liebsten sofort in eine gemeinsame Wohnung gezerrt, vor den Altar und an eine Wiege. Ich wollte so viel Wärme geben, die ich selbst nicht bekommen hatte. Allerdings war unsere Liebe alles, nur kein Nest, wir passten im Grunde nicht einmal besonders gut zueinander. Manchmal sagte er Dinge wie: »Auch wenn wir irgendwann nicht mehr zusammen sein werden, müssen wir unbedingt Freunde bleiben.«

Dass er den Abschied und das Ende immer schon mitdachte, sonntagmorgens im Bett, sogar, wenn wir miteinander schliefen, ein Gedanke, der den Raum zwischen uns nie wärmer werden ließ als milde 18 Grad. Dass er sich so sicher war, dass unsere Liebe ein Verfallsdatum hatte, sah ich nicht als natürliche Entwicklung oder als Symptom unserer Jugend. Für mich war es ein Beweis meiner Minderwertigkeit. Das Leben mit mir war anstrengend. Anstrengender, als mein Freund es mit anderen jungen, gesunden Frauen hätte haben können. Auf eine Party gehen, gemeinsam in den Urlaub fahren, ein Festival besuchen – nichts davon war leicht, alles ein Kampf, eine Zitterpartie. Worauf andere sich freuten, machte mir Angst. Wie oft wir stritten, wenn geplant war, das Haus zu verlassen! Wir diskutierten, ich schloss mich im Bad ein und weinte, bis meine Augen rot waren. Dann atmete ich tief durch, band meine Schuhe zu und ging mit ihm hinaus. Ich wollte mich nicht bemitleiden. Aber egal, wie sehr ich mich anstrengte, nie kam ich an das Maß an Geselligkeit heran, das andere an den Tag legten – an das, das er hatte.

Nicht nur meine Beziehung litt unter den deutlich spürbaren Auswirkungen meiner Ängste. Auch für meine Freund*innen war es enttäuschend, wenn ich absagte, oft im letzten Moment. Die wichtigen Ereignisse ihres Lebens rauschten an mir vorbei, Geburtstage, Partys und Ausflüge, später Hochzeiten und Taufen und Silvesterfeten. Jahrelang tanzte ich dieses Ballett zwischen meinen Erwartungen, denen der anderen und meinen Möglichkeiten. Natürlich kann man als Mensch mit einer psychischen Erkrankung kein Rund-um-die-Uhr-Verständnis erwarten – auch die Mitmenschen haben das Recht darauf, ab und an erschöpft zu sein. Nicht umsonst gibt es Selbsthilfegruppen für Angehörige, die unter der belastenden Situation leiden. Was mir im Laufe meines Lebens aber immer wieder begegnete, waren Menschen, die die Auswirkungen meiner Krankheit persönlich nahmen. Sie waren beleidigt, wenn ich morgens in der Uni war, das nachmittägliche Treffen aber absagen musste, weil meine Kraft bereits aufgebraucht war. Dass ich an guten Tagen ganz allein in eine andere Stadt reisen, an schlechten aber in ihrer Gesellschaft keine fünf Stationen in der Straßenbahn bewältigen konnte, war für sie schwer nachzuvollziehen. Mein Verhalten führte zu vielen Auseinandersetzungen, in einigen Fällen sogar zu Kontaktabbrüchen. In den Augen mancher strengte ich mich für die gemeinsame Zeit einfach nicht genug an. Aber wie bei allen Erkrankungen braucht auch die Genesung von oder das Lebenlernen mit einer psychischen Erkrankung vor allem: professionelle Unterstützung, Geduld und Zeit. Wenn Freund*innen und Familienmitgliedern doch einmal der Geduldsfaden reißt, kann es einen himmelweiten Unterschied machen, Wut und Enttäuschung an den Betroffenen selbst auszulassen oder den Unmut an diejenige zu adressieren, die für all das wirklich verantwortlich ist: die Krankheit.

In mir blieb durch meine versehrte Psyche vor allem eines zurück: das Gefühl, zu enttäuschen. Es war lange das Grundgefühl meines Lebens. Die Gesichter wechselten, der Ausdruck, mit dem sie mich ansahen, blieb der gleiche. In diesen Momenten schrumpfte mir das Herz in meinem Brustkorb zusammen und ein spitzer Stachel schoss sein Gift hinein. Manchmal wollte ich mich am liebsten von allen zurückziehen und als Einsiedlerin in irgendeiner Berghöhle leben, einfach nur, um ihn nie wieder fühlen zu müssen.

So viele Momente, in denen ich dachte, dass ich falsch war, dysfunktional, dass ich nichts ernten würde als Abschiede. Es waren Augenblicke, in denen ich glaubte, das alles nicht mehr ertragen zu können, mich selbst nicht mehr weiter durch diese Welt schleppen zu können, als Bürde, als Fehler im System. Warum musste es mich in dieser defizitären Ausstattung überhaupt geben? Dann lag ich da, schwer, bewegungslos, auf dem Bett oder im Bad auf dem Boden, und wünschte mir, ich würde einfach aufhören zu atmen.

Aber ich hörte nicht auf zu atmen. Ich hörte auf zu essen. Mein Weg in die Magersucht, im Fachterminus Anorexia nervosa, begann mit einem echten Klassiker: einer Diät. Ich hatte meinen Kummer über mein Anderssein, über meine fehlende Leichtigkeit während der ersten zwei Semester mit Fertigspaghetti und Schokoladenkuchen bekämpft. Erst begannen meine Hosen zu kneifen, dann stand ich eines Tages in einer Umkleidekabine, sah das Größenetikett in der Bluse, die ich zu kaufen gedachte, und weinte. Ich beschloss abzunehmen. Nicht zu viel. Nur so viel, dass ich Shorts tragen konnte. So viel, dass mein Freund mich so schön fand wie die Frauen, denen er auf der Straße heimlich hinterherschaute, wenn er glaubte, dass ich es nicht sah. Nur so viel, dass ich wenigstens äußerlich passend war. Mit den ersten Kilos, die ich verlor, kamen die Komplimente. Selbst meine Professoren lobten meine neue Figur. Die schlanke Frau, die glückliche Frau – diese Gleichung ist so trügerisch. Und wirklich, auch für mich schienen sich meine Probleme zunächst in Luft aufzulösen. Dabei drängte ich sie lediglich an den Rand. Meine unsichere Zukunft, meine unglückliche Beziehung, all das verschwand aus meinem Blickfeld. Bald wurde das Einzige, was ich sah, die Zahl auf der Waage. Ich korrigierte mein Zielgewicht nach unten. Ein, zwei Kilo weniger konnten nicht schaden. Zur Sicherheit. Denn ich misstraute mir. Ich misstraute meiner Gier, die neben all dem Willen, den ich brauchte, um mich vom Essen abzuhalten, scheinbar immer größer wurde. Ich war hungrig, so furchtbar hungrig.

Um mein Ziel nicht aus den Augen zu verlieren, surfte ich im Netz auf den Blogs essgestörter Mädchen. Die meisten waren jünger als ich. Meist beginnt der Einstieg in eine Essstörung in der Pubertät. Auf meinem Computer sammelte ich Thinspirations, Fotos von dünnen Mädchen, die motivieren sollen, weiter abzunehmen. Erst waren es zehn. Dann zwanzig. Schließlich war es eine beachtliche Sammlung von mehreren Tausend Bildern. Fotos von Mädchen mit braunen Beinen, mit flachen Bäuchen und langen Haaren. Bilder, auf denen sie lachten, auf Gummitieren im Pool, Bilder von Konzertbesuchen, Bilder von Partys und Pärchen und Cliquen. Ich wollte sein, wie sie waren. Mit meiner Angststörung war mir das unmöglich. Also wollte ich wenigstens aussehen wie eine von ihnen. Ich wollte nach Mühelosigkeit aussehen, auch wenn mein Leben so oft das genaue Gegenteil davon war. Ich begann die Fotos auf meinem Rechner zu sortieren: Oberschenkel, Schlüsselbeine, Bäuche. Hälse. Hüften. Handgelenke. Frauenkörpersalat. Sei genau so, damit du begehrt wirst, sagten die Bilder. Sei so, damit dich jemand im Arm hält wie diese Mädchen. Für dieses Ziel zahlte ich einen hohen Preis. Ich ging nicht mehr aus, selbst dann nicht, wenn meine Ängste es zugelassen hätten, denn Ausgehen machte mich hungrig. Ich ging nicht mit zum Grillabend, denn die anderen essen zu sehen machte mich hungrig. Ich erlebte nichts mehr, denn Erlebnisse machten mich hungrig. Sobald ich morgens die Augen aufschlug, drehten sich meine Gedanken nur noch ums Essen und Nicht-Essen. Ich zählte die Stunden, manchmal die Minuten bis zur nächsten erlaubten Mahlzeit. Stand ich im Bus zu schnell von meinem Platz auf, wurde mir schwarz vor Augen. Es war nicht so, dass mir diese Askese leichtfiel. Ein Gehirn in einem Körper, der hungert, beschäftigt sich, das haben Studien ergeben, exzessiv mit dem Thema Essen. Ich fantasierte den ganzen Tag über von all dem, was ich essen würde, wenn ich nur noch ein, zwei Kilo mehr abgenommen haben würde.

Es gibt diese Liedzeile von Radiohead: *»I don't care if it hurts, I want to have control, I want a perfect body, I want a perfect soul.«*[5]

Ich schrieb sie auf einen Zettel, den ich in die Tür meines Kleiderschranks klebte. Nachts konnte ich nicht schlafen, weil mir alles wehtat. Aber irgendetwas in mir glaubte, diese Qual zu verdienen.

Nach der Uni besuchte ich Fitnesskurse. Ich machte Bauchmuskelübungen, bis meine Wirbelsäule wundgescheuert war. Ich färbte mir die Haare, ich ließ mir künstliche Fingernägel machen. Ich ging zur Bräunungsdusche. Die Frau, die das Spray-Tanning anbot, in einem kleinen Nebenraum einer Videothek, sah barbieartig aus. Ihre langen Haare waren nur zur Hälfte echt, ebenso ihre Wimpern, zwei schwarze Fächer, unter denen ihre Augen gar nicht mehr richtig zu sehen waren. Sie war so alt, dass sie sich hatte liften lassen, war aber so stark geliftet, dass man nicht mehr erahnen konnte, wie alt sie wirklich war. Ihre rappeldürren Beine steckten in zerrissenen Jeans. Sie schickte mich hinter einen Vorhang in eine winzige, improvisierte Umkleidekabine. Hier wurden offenbar die Ü-18-Filme der benachbarten Videothek gelagert. Während ich mich aus Hose und Pullover schälte, wanderte mein Blick über die Cover der Pornofilme. Frauen mit gemachten Brüsten, Frauen mit offenen Mündern, Frauen auf Knien, Frauen auf allen vieren, Frauen mit Knebel im Mund. Ich zog mich bis auf den Bikini aus und stieg in die verspiegelte Kabine, in der der Selbstbräuner mit einer Sprühpistole aufgetragen wird. Der Farbnebel war kalt, eine Gänsehaut breitete sich auf meiner Haut aus.

»Du hast ja eine tolle Figur«, sagte die Bräunungsfrau zu mir. Ich bedankte mich.

»Ich mache viel Sport«, sagte ich.

»Das sieht man«, antwortete sie anerkennend.

Sie sprühte, die Lüftungsanlage summte. Wir sagten nichts mehr.

Ich glaubte lange Zeit tatsächlich, dass ich einfach wieder mit dem Essen hätte anfangen können, wenn ich nur gewollt hätte. Eines Tages kam ich, nur in ein Handtuch gewickelt, aus der Dusche zurück in mein Zimmer.

»Mein Gott, bist du dünn geworden«, sagte mein Freund, der auf dem Bett lag. In seiner Stimme klang leichtes Entsetzen mit. Er hatte ein leichteres Mädchen gewollt, ein fröhliches – leicht war ich jetzt, aber fröhlich war ich nicht. Wir spürten beide, dass unsere Liebe verloren war und dass die Form meines Körpers dabei im Grunde gar keine Rolle spielte. Wir hätten noch Monate so weitermachen können, aber er machte dem langsamen Dahinsiechen unserer Beziehung ein Ende. Mit seinem Abflug ins Auslandssemester nach Spanien an einem Sonntagvormittag endete unser vierjähriges Kapitel. Was blieb, war der Wundschmerz. Aber viel fühlte ich ohnehin nicht mehr. Längst war Hungern mein Lebensinhalt geworden. Im essgestörten System zählten nur die Waage, nur die Zahlen, dort war ich immun gegen Enttäuschungen und Verletzungen. Anders als hinter der Barriere, die meine Angststörung um mich errichtet hatte, fühlte ich mich verheerenderweise mit der Essstörung auf eine gute Art »anders«.

In der Pro-Ana-Szene im Netz, in der die Anorexie als eine Freundin verharmlost wird, herrschte eine seltsame Atmosphäre. Wir alle wussten, wie viel es uns kostete, unseren Körper mit immer neuen Hungerkuren zu quälen – und doch fühlten wir uns auf eine ätherische und sehr selbstzerstörerische Art erhaben. Vielleicht, weil es in der Gesellschaft so anerkannt ist, dünn zu sein, eng verknüpft mit scheinbar erstrebenswerten Tugenden wie Disziplin oder Willensstärke, umgab die Magersucht immer ein Nimbus von falschem Stolz. Die Stimme der Essstörung war zur einzigen Instanz in meinem Kopf geworden, auf deren Meinung ich Wert legte. Schlug ich mich gut, schüttete mein Körper Endorphine aus, zum Beispiel, wenn ich eine noch kleinere Jeansgröße in die Umkleidekabine holen musste. Stagnierte das Gewicht oder wog ich zweihundert Gramm mehr als am

Vortag, war vom zerbrechlichen Hochmut nichts mehr übrig. Dann brach sich mein bislang nur verdeckter Selbsthass ungehindert Bahn. Noch mehr Sport, noch weniger Nahrung, noch mehr Selbstbestrafung waren die Antwort. Ich spürte, wie meine Kräfte schwanden. Aber Hungern war längst ein Automatismus geworden.

Nicht nur ist Anorexie die psychische Erkrankung mit der höchsten Sterblichkeitsrate, sie geht durch den künstlich hervorgerufenen Hungerzustand oft auch mit Depressionen einher. Je tiefer ich mich in ihr verstrickte, umso mehr wich das anfängliche Hochgefühl einer alles umfassenden Leere. An dem Tag, an dem ich mein niedrigstes Gewicht erreichte, machte ich ein Selfie vor dem Spiegel. Aber statt das Hochgefühl zu haben, das ich mir von diesem Moment versprochen hatte, fühlte ich nur Müdigkeit, Verzweiflung und Schmerz. Ich weine auf diesem Foto wie ein kleines Kind, mit vor Entsetzen offenem Mund. Auch im Internet zeigte die Magersucht immer mehr ihr wahres Gesicht – manche der Mädchen verstummten für immer. Sie hinterließen Eltern, Geschwister, Freund*innen. Das Glücksversprechen, das die Anorexie ihnen gegeben hatte – sie löste es niemals ein. Als ich das begriff, bekam ich es mit der Angst zu tun. Ich machte einen Termin bei meiner Hausärztin. Sie gab mir die Adresse einer therapeutischen Gemeinschaftspraxis, die sich auf Essstörungen spezialisiert hatte.

Ich habe von jeder und jedem einzelnen meiner Therapeut*innen etwas Besonderes gelernt. Sie alle waren so verschieden und alle auf ihre ganz eigene Weise hilfreich. Was mir meine Therapeutin, die mich viele Jahre im Kampf gegen die Essstörung begleitete, mit auf den Weg gab, war das folgende Prinzip: Wenn du an einer schlechten Sache nichts ändern kannst (oder glaubst, es nicht zu können), dann stärke die Gegenseite. Auf Diskussionen mit der Krankheit ließ sie sich nicht ein, denn Wortgefechte mit ihr konnte man ohnehin nur verlieren. Stattdessen gaben wir Dünger auf die gesunden Ideen, auf die guten Dinge, die, die mir nicht wehtaten, sondern mich wachsen ließen. Wir wussten, dass die Anorexie da war, und wir akzeptierten sie für den Moment, aber wir gaben ihr nicht das ganze Kommando. Zwischen den Sitzungen musste ich mich allein gegen die bedrohliche innere Stimme zur Wehr setzen und die ersten zarten Keime der Heilung vor ihr beschützen. Zahllose Male klaubte meine Therapeutin meine verzweifelten Überreste zusammen, die in der nächsten Stunde über ihre Türschwelle krabbelten, ohne jemals müde zu werden, mich an das zu erinnern, was ich liebte, was ich konnte und wovon ich träumte.

Sie wusste, dass wir die Anorexie nicht ersatzlos streichen konnten. Wenn eine Erkrankung ursprünglich eine Funktion hatte, ist es fast unmöglich, sie einfach so wieder loszulassen. Schließlich gibt sie vermeintliche Sicherheit in einer Situation, die sehr leidvoll ist. Niemand löst an einer Steilwand in hundert Metern Höhe seine Klettersicherung ohne einen Plan B. In dieser Therapie wurde es deshalb zu meiner Hauptaufgabe, herauszufinden, wonach ich mich wirklich sehnte, und diese Bedürfnisse zu stillen. Es dauerte einige Monate, bis ich erkannte, dass es der Schmerz über mein verqueres Leben gewesen war, den ich mit Hungern, Selbstverletzung und der totalen Fixierung auf mein Äußeres unzureichend zu stillen versucht hatte. Die Magersucht war eine vermeintliche Abkürzung gewesen, ein Versuch, aus dem Gefühl, falsch oder anders zu sein, herauszufinden. Aber letzten Endes war sie eine Sackgasse. In den vier Jahren, die ich zur Therapie ging, schichtete ich die Schwerpunkte meines Lebens vorsichtig um.

Es war kein großer Knall, kein plötzlicher Aha-Moment, der alles änderte. Es war das langsame Einströmen von mehr Lebendigkeit. Das Studium, mit dem ich nach wie vor unglücklich war, ganz abzubrechen, traute ich mich nicht. Aber ich fand Wege, meine Leidenschaft auf anderen Kanälen auszuleben. Ich übernahm die Leitung einer umweltpolitischen Jugendgruppe. Ich ging wieder auf Demonstrationen und zu Lesungen. Ich begann wieder Lieder und Geschichten zu schreiben. Die Kurse im Hauptstudium spülten neue Menschen in mein Leben, darunter auch Freundinnen, denen ich mich wirklich verbunden fühlte. Wir gingen aus, wir küssten Männer mit kratzigen Bärten und schenkten uns selbst gebastelte Collagen zum Geburtstag, wir lagen im hohen Gras und fotografierten uns mit Butterblumen zwischen den Zehen, wir teilten unsere Träume und wir glaubten fest aneinander, an unser Talent, an unsere Berufung und an das, was wir irgendwann einmal werden wollten, so fest, dass niemand uns von etwas anderem hätte überzeugen können. Im Frühjahr, vier Jahre nach Therapiebeginn, aß ich ein Bananensplit in einem Straßencafé. Schokoladenplättchen knackten zwischen meinen Zähnen, die Sahne schmolz süß und klebrig in meinem Mund. Um mich herum streckten Wintergesichter ihre blasse Haut der Sonne entgegen, und ich fühlte mich wie eine Königin! Noch Monate zuvor hätte mich niemand dazu bringen können, auch nur eine ganze Banane auf einmal zu verzehren. Jetzt konnte ich die Magersucht Stück für Stück loslassen, weil ich etwas gefunden hatte, das diese Lücke füllte. Lauter kleine Puzzleteilchen, die zusammen mehr ergaben als ein schönes Abziehbild, mehr als die Summe vermeintlich perfekter Körperteile.

Der Mai stand in den Startlöchern. Ich meldete mich in einer Singlebörse an, scrollte durch einen nicht enden wollenden Strom von Selfies. Männer im Anzug, Männer im Hemd, Männer in Badehose und beim Golfen, Männer mit Hund, Männer mit Kind, Männer, die schrieben: »Ich weiß nicht, wie ich mich beschreiben soll.«

Am zweiten Tag bekam ich eine Nachricht von Jakob, 42. Eigentlich war er mir zu alt. Aber irgendwie schmeichelte es mir, die Aufmerksamkeit eines richtig erwachsenen Mannes zu bekommen. Von einem, den man nicht mit einem Jungen verwechseln konnte, der schon Falten hatte und Erfahrung, der eine Rechtsschutzversicherung besaß und wusste, wie man einen Freund tröstete, der sich scheiden ließ. Meine anfängliche Zurückhaltung hielt ganze zwei Wochen. Dann färbte ich mir die Haare kupferrot, kaufte ein Paar viel zu hohe Schuhe und ging auf unser erstes Date. Es war der erste Abend im Jahr, an dem man ohne Jacke draußen sitzen konnte. Wiesbaden klang nach Kinderlachen und Gläserklirren, die Stadt dehnte sich aus, auf Terrassen und in die Parks hinein. Jakob und ich waren auf dem Kochbrunnenplatz verabredet. Auf den knirschenden Sandwegen liefen wir aufeinander zu, bis wir uns direkt gegenüberstanden. Er sah mich an, seine Augen waren blau und hell, etwas Gütiges lag darin, und irgendetwas in mir beschloss, abseits aller Vernunft – das hier ist mein Mann!

Winterschlaf

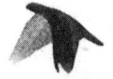

In Jakob verliebte ich mich Hals über Kopf. War ich verliebt, hielt ich den jeweiligen Mann für die Antwort schlechthin. Die Antwort auf alle meine Fragen. Männer waren mein Antidepressivum. Sobald ein Mann in mein Leben trat, sobald er auf meiner Umlaufbahn auftauchte, änderte sich die Schwerkraft. Sofort hörte ich auf, mich um meine eigene Mitte zu drehen, wurde von seinem Magnetfeld angezogen und ging dazu über, um ihn zu kreisen. Dass Jakob noch älter war, als er in seinem Onlineprofil angegeben hatte, trübte meine Euphorie deshalb nur kurz. Glatte 22 Jahre trennten uns. Einen so viel älteren Freund hatte ich noch nie gehabt und wollte ich eigentlich auch nicht. Aber sobald die Verliebtheit von mir Besitz ergriffen hatte, spielte mein Verstand nur noch eine Nebenrolle. Rationale Argumente wurden von zwei entscheidenden Kräften vom Tisch gewischt: dem Gefühl, dass meine verletzten Anteile bei einem Mann Halt finden würden und ich damit vor neuerlichem Leid geschützt sein würde. Und der Hoffnung auf ein glücklicheres Leben.

Ich wollte, dass diese Beziehung funktionierte. Ich dachte auch, Liebe müsste so sein – ein großes Gefühl, das offensichtliche Widerstände überwindet. Jakobs Alltag hatte mit meinem studentischen Leben kaum etwas gemeinsam und meine Freundinnen lachten unsicher, wenn sie ihn trafen, und fragten mich hinterher, wie es sei, so alte Haut zu berühren. Was ich liebte, war das Gefühl von Ruhe, Zuverlässigkeit und Geborgenheit, das mich umgab, wenn ich mit ihm zusammen war. Jakob strahlte eine Wärme aus, nach der ich mich lange gesehnt hatte, und er schenkte sie mir in einer Beständigkeit, die in meiner eigenen Familie zu kurz gekommen war. Wenn er mich in den Arm nahm, wähnte ich mich am Ziel aller meiner Wünsche.

Wir funktionierten gut, solange ich das Mädchen und er der reife Mann war. Er gab mir Orientierung, Halt und Sicherheit. Im Gegenzug brachte ich ihn zum Lachen, liebte es, mit ihm hitzige politische Diskussionen in seiner Küche zu führen, bei denen ich ihm grundsätzlich widersprach, und ihn mit immer neuen und verrückten Ideen über die Welt oder das Leben dazu zu bringen, mir mit einer Mischung aus Zärtlichkeit und Nachsicht über den Kopf zu streichen. An den Wochenenden gingen wir im teuren Supermarkt einkaufen und ich legte Gemüse und Obst in Jakobs Einkaufskorb, weil Dosenwürstchen und Käsewürfel in seinem Kühlschrank eine vitaminlose Zweckehe führten.

Unbeschwert wie lange nicht mehr tauchte ich durch einen wolkenlosen Sommer – vieles, was mir durch meine Ängste früher versagt worden war, war mit Jakob an meiner Seite möglich. Seine Souveränität flößte mir Vertrauen ein, etwas von seiner selbstverständlichen, stillen Heiterkeit schwappte auf mich über. Meine Panikattacken und Bauchschmerzen waren nicht verschwunden, aber mit der Anzahl steigender Gelegenheiten, mich auszuprobieren, stieg auch die Zahl der gelungenen Versuche. Wenn etwas nicht funktionierte, war Jakob davon überzeugt, dass es beim nächsten Mal gelingen würde. Er schien sich nur selten entmutigen zu lassen.

Mein Besuch der Uni funktionierte währenddessen leidlich. Insgesamt fiel es mir etwas leichter, als zur Schule zu gehen, der Druck war geringer, schließlich kamen auch gesunde Studierende ab und zu mal nicht zum Seminar. Und gemessen an meiner eigenen Geschichte hätte ich stolz sein können – in meinen schlimmsten Zeiten hatte ich teilweise achtzig Prozent der Zeit gefehlt. Jetzt aber lag meine Anwesenheitsquote in dieser Größenordnung. Eigentlich ein Grund zum Feiern.

Aber die übrigen zwanzig Prozent waren immer noch genau zwanzig zu viel. Ein Studium konnte man auf diese Weise meistern – im Berufsleben war für derart regelmäßige Fehlzeiten kein Platz. Je näher mein Abschluss rückte, umso öfter lag ich nachts wach und grübelte über meine Zukunft. Neben den Angstzuständen entwickelten sich meine Bauchschmerzen in dieser Zeit zu einem immer heftigeren Problem. Manchmal bekam ich regelrechte Schübe, die vier bis sechs Wochen andauerten und mich völlig außer Gefecht setzten. Alle Untersuchungen und Tests auf chronisch entzündliche Darmerkrankungen blieben ergebnislos. Lediglich einige Unverträglichkeiten wurden festgestellt, die ich in meiner Ernährung berücksichtigte, ohne damit nennenswerte Erfolge zu verzeichnen. Die Krämpfe, die Durchfälle, die Schmerzen fassten die Ärzte schließlich unter dem Begriff Reizdarm zusammen. Reizdarm, das ist eine Ausschlussdiagnose, ein Name für Beschwerden, für die man keine andere Ursache findet. Bei einem Reizdarmsyndrom geht die Medizin davon aus, dass das Nervensystem des Darms falsche Signale an die Muskeln überträgt, die die Nahrung normalerweise recht komplikationslos durch den Körper transportieren. So werden die Muskeln, die die Darmbewegung steuern, zu schnell, zu langsam oder im falschen Moment angespannt oder sie entspannen sich überhaupt nicht mehr komplett. Durchfall, Verstopfung und schmerzhafte Krämpfe sind die Folge. Für alle Ärzt*innen, die mich im Laufe der Jahre sahen, stand der Zusammenhang zwischen meiner

Angsterkrankung und meinen häufigen Magen- und Darmbeschwerden ohnehin fest. Sie vermuteten, dass mein überaus aktives Nervensystem und die häufigen hohen Anspannungszustände dazu führten, dass auch meine Verdauung verrücktspielte. F 45.0, somatoforme autonome Funktionsstörung, nannten es meine Psychotherapeut*innen. Medikamentöse Hilfe gab es kaum. Mit meinem Reizdarm zu leben, das bedeutete, dass ich an schlechten Tagen das Haus nicht vor elf Uhr verlassen konnte, manchmal auch gar nicht. Weil ich mit Schweißausbrüchen im Bad festhing und befürchtete, vor Schmerzen gleich ohnmächtig zu werden.

Als ich an den letzten Seiten meiner Masterarbeit saß, wuchs mein Unbehagen. Meine Kommiliton*innen freuten sich auf den nächsten Lebensabschnitt, konnten es kaum erwarten, sich in der Arbeitswelt auszuprobieren. Sie träumten davon, endlich eigenes Geld zu verdienen und sich ein Leben nach ihren Vorstellungen aufzubauen. Für mich war die Vorstellung, den geschützten Rahmen der Hochschule zu verlassen, nur beängstigend. In diesen Wochen reagierte ich gereizt auf Kleinigkeiten, brach immer wieder plötzlich in Tränen aus und sah in jedem Missgeschick, das mir passierte, lediglich ein weiteres Symbol meines Scheiterns. Meines Scheiterns, das so eng mit meinem Unvermögen zusammenhing, meinen Lebensunterhalt selbst zu verdienen. Jakob versuchte, mich zu stützen und mir Hoffnung zu vermitteln, aber ich fühlte mich von allem und jedem missverstanden: Wer wusste denn schon wirklich, wie es sich anfühlte, aufgrund von psychischen Erkrankungen nicht erwerbsfähig zu sein? Wer in meinem Bekanntenkreis hatte das am eigenen Leib erlebt? Niemand. Ich wies allen Trost mit einem müden Winken ab.

Nachdem die letzte BAföG-Zahlung auf meinem Konto eingegangen war, suchte ich verzweifelt nach Möglichkeiten, Geld zu verdienen. Mein Blog über mein Faible für Inneneinrichtung, den ich ursprünglich als reines Hobby gestartet hatte, warf allmählich die eine oder andere Kooperation ab. Parallel dazu übernahm ich auf lokaler Ebene ein politisches Amt. Beides zusammen sicherte mir zumindest einen Sockelbetrag, der die wichtigsten Lebenshaltungskosten deckte. Ich machte auch ein paar Termine für Vorstellungsgespräche in Werbeagenturen in der Umgebung. Aber alles daran machte mir Angst. Dem Druck im Agenturalltag hätte ich niemals standgehalten. Außergewöhnliche Belastbarkeit, hohe Stressresistenz, Bereitschaft zu Überstunden, all das wurde in den Stellenausschreibungen gefordert, mal zwischen den Zeilen, mal ganz direkt. Das Diktat der Leistungsgesellschaft war in die Welt der Agenturen fest eingeschrieben.

Ich machte einen Besuch beim Arbeitsamt. Der Berater, dem ich meine Situation schilderte, hatte sehr viel Mitgefühl, aber wenig praktischen Rat. Ich googelte nach Lösungen, traf virtuell aber nur auf andere verzweifelte Menschen. Ich spürte, das hier war der Punkt, an dem sich die Wege gabelten – an dem die zunehmenden Berichte über psychische Erkrankungen in den Medien stoppten und sich in der Beschreibung von Symptomen und möglichen Therapieoptionen erschöpften. Beides ist wichtig, keine Frage. Diese Art der Aufklärung soll und muss sein. Aber fast immer legen diese Berichte nahe, dass es ein Danach gibt, dass man wieder in ein »normales« Leben zurückkehren kann. Wie man weitermacht, wenn die Symptome nicht nur episodenhaft auftreten, sondern ganze Lebensläufe bestimmen, darüber wird weniger gesprochen. Man hofft doch, dass der Spuk eines Tages vorbei sein wird.

Mit Ende zwanzig dämmerte mir, dass es auch anders kommen kann. Das heißt nicht, dass ich mich aufgab. Ich glaubte immer an Heilung, an Besserung, an Genesung und an Wunder. Als ich mein Studium beendete, stellte ich fest: Im Grunde hatte sich nicht so viel geändert seit der Zeit, in der mein Vater mich früher aus dem Kindergarten abholen musste. Ich konnte immer noch nicht so leben wie andere junge Menschen meines Alters. Täglich ließ Facebook mich wissen, welche meiner Kommiliton*innen nun als Junior User Experience Concepter für Web & App bei einem renommierten Unternehmen einsteigen würden. Für mich lag das noch immer vollkommen außerhalb meiner Reichweite.

Jetzt blieb mir nur, aus meiner Not eine Tugend zu machen. Um auf meine seelischen und körperlichen Handicaps Rücksicht nehmen zu können und meine Arbeitszeit flexibel gestalten zu können, machte ich kurz vor meinem Studienabschluss den Schritt in die Selbstständigkeit. Andere bewunderten meinen Mut. Sie wussten nicht, dass es meine einzige reelle Option darstellte. Erfolgreich war ich damit nicht. Aufträge kamen in unregelmäßigen Abständen, und wenn sie kamen, saß ich oft unter Schmerzen und Tränen am Schreibtisch, körperlich und nervlich völlig erschöpft, um mich herum ein Stillleben aus Tabletten, Magentropfen und Kräutertee. In meinem Leben gab es so einen seltsamen Kontrast zwischen dem, was die anderen in mir sahen, und dem, was ich wirklich war. In den Augen der Gesellschaft war ich eine junge, gut ausgebildete Frau aus der bürgerlichen Mitte mit allen Möglichkeiten. Meine Lebenswirklichkeit war eine massive innere Unsicherheit und eine prekäre finanzielle Situation. Ohne die Aufwandsentschädigung für mein politisches Engagement und das eine oder andere Geld, das über meinen Blog hereinkam, ohne Jakob hätte ich bereits in dieser Zeit Hartz IV beantragen müssen. Das Geld, das ich durch die sporadischen Aufträge verdiente, reichte vorne und hinten nicht zum Leben.

Ein Winter voller Unsicherheit ging zu Ende. Ich machte noch eine letzte mündliche Prüfung, dann hielt ich meine Masterurkunde in den Händen. Mit einer Mischung aus Stolz und Angst blickte ich auf das Stück Papier, das mich in die Welt entließ. Jakob holte mich von der Uni ab. Er stand am Auto. Als er mich kommen sah, breitete er seine Arme aus und ich ließ mich hineinfallen. Ich hatte keine Ahnung, wie es mit mir weitergehen sollte. Aber es tat gut, zu wissen, dass er an meiner Seite war. Vier Wochen, nachdem ich meinen Abschluss gemacht hatte, heirateten wir. Wir erzählten es im Vorfeld niemandem. Zu zweit machten wir uns auf den Weg zum Standesamt, ein Brautkleid hatte ich nicht, aber einen Brautstrauß aus Freesien und Orchideen, in dem Perlhuhnfedern steckten. Für Anfang März war es ungewöhnlich warm, in den Straßencafés saßen Menschen in leichten Jacken in der Mittagssonne und ließen sich den ersten Freiluftkaffee des Jahres schmecken. Die Trauung dauerte kaum eine Viertelstunde – Jakob und ich hatten einhellig darauf bestanden, dass wir von der Beamtin keine vorgefertigte Rede über die Liebe, die Ehe oder das Glück des Zusammenlebens hören wollten. Nachdem ich das erste Mal mit seinem Nachnamen unterschrieben hatte, ließen Jakob und ich uns durch den Tag treiben. Wir aßen in einem Restaurant am Rhein Salat mit warmem Ziegenkäse, danach fuhren wir mit dem offenen Verdeck durch die Weinberge und drehten die Musik laut auf. Ich streckte meine Arme nach oben und fühlte den Wind auf meiner Haut. Lange fuhren wir so, mit Musik und Wind, lächelten uns an, stumm und glücklich.

Wir hatten keine Pläne, keine Verpflichtungen, ich glaube, wir schauten den ganzen Tag lang nicht ein einziges Mal auf die Uhr – ich hatte das Gefühl, dass wir gemeinsam alles schaffen konnten. Wahrscheinlich als einziges frischvermähltes Paar fuhren wir spontan ins Möbelhaus, aßen im Restaurant schwedische Mandeltorte, lagen in der Bettenabteilung auf den Kingsize-Matratzen und stritten uns kein einziges Mal. Am Abend meldeten wir uns kichernd wie Teenager für eine Party à la *Eyes Wide Shut* an, ein erotisches Fest auf einem alten Schloss, irgendwo zwischen Maskenball und Orgie. Für uns war das genau die Mischung aus Tradition und Freiheit, die wir uns voneinander und miteinander wünschten.

Es beruhigte mich außerdem, zu wissen, dass Jakob und ich uns gegenseitig Freiraum ließen und wir einander nicht mit Erwartungen und Exklusivitätsansprüchen erstickten. Ich hatte die Beziehungen in Jakobs Freundeskreis, die zum Teil schon über zwanzig Jahre bestanden, genau seziert. Hatte beobachtet, wie sich diese Paare kaum noch berührten, begrüßten oder verabschiedeten, weil sie für den anderen selbstverständlich geworden waren, wie irgendein Gegenstand, den sie ständig bei sich trugen und nach dem sie nur hin und wieder in der Jackentasche tasteten, sich versichernd, dass er noch da war. Ich hatte gesehen, wie sie in einem Raum voller Leute nach der frischen Aufmerksamkeit anderer Menschen hungerten, nach kleinen Fluchten aus einem Leben voller Gewohnheiten. So wollte ich nicht werden. So sollten Jakob und ich nie werden.

Einige Monate nach der Hochzeit fanden wir unser erstes gemeinsames Zuhause – eine Wohnung in Wiesbaden-Sonnenberg, dem letzten Ausläufer der Stadt, bevor sie sich zwischen Streuobstwiesen und den Hügelketten des Vortaunus in dörflichen Vororten verläuft. Die Wohnung lag im Schutz mittelalterlicher Burgmauern und ich verliebte mich sofort in die kleinen Zimmer unterm Dach, den Ausblick auf die Dorfkirche mit goldenem Wetterhahn. Es war mein erstes richtiges Zuhause, das erste Mal, dass ich am Tag des Einzugs nicht schon damit rechnete, es eines Tages wieder verlassen zu müssen. Hier konnte ich bleiben. Ich hatte das Gefühl, diese Räume hatten auf uns gewartet, auf Jakob, unsere beiden Katzen und mich.

Kurz nach dem Umzug entzündete sich mein Magen zum ersten Mal – ich ging zum Arzt, er diagnostizierte mir eine Gastritis, verschrieb Medikamente. Aber statt abzuheilen, entwickelten sich die Magenschmerzen zum dauerhaften Problem. Säure floss bis in meinen Mund zurück, in meinem Bauch loderte ein Flächenbrand. Er ließ sich ab und zu bis auf ein paar Glutnester eindämmen, nur um dann erneut und noch stärker wieder aufzuflammen. Diese neue körperliche Schwachstelle machte mich ohnmächtig. Ich war müde. So müde davon, krank zu sein, davon, Schmerzen zu haben. An manchen Tagen kam mein Körper mir vor wie mein Gefängnis. Jakob tröstete und unterstützte mich, er glaubte radikal an mich und mein Potenzial, auch dann, wenn ich aufgelöst und mit tränenverklebtem Haar an seiner Schulter schluchzte.

»Es wird besser werden«, sagte er immer und immer wieder. Ich versuchte ihm zu glauben – und wartete. Ich wartete Jahre. Jahre, in denen der Ausblick aus unserem Schlafzimmer über die Hügel und Straßen für mich zum vertrautesten Anblick der Welt wurde. Unter der Woche eilten Hausfrauen mit gefüllten Einkaufskörben vom Wochenmarkt nach Hause, am Wochenende summten Ausflügler*innen mit ihren Kindern durch das Sträßchen, fotografierten die Fachwerkhäuser und leckten Eiscreme aus der Waffel. Es war das kleine Fenster, durch das ich den anderen beim Leben zusah, als Zaungast, als stille Betrachterin. Ich lag im Halbschatten auf dem Sofa oder dem Bett, einen Tee und ein Körnerkissen bei mir, oft mit dem Schmerz als meinem einzigen Begleiter. Jeden Morgen sah ich der Wanderung des Lichts zu, das auf der Ostseite der Wohnung begann und sich langsam vorarbeitete, durch die drei Wohnzimmerfenster auf der langen Seite, durch das Fenster an der Front, dann durch das Esszimmer, in den Abend hinein, bis es schließlich verschwand und die Dämmerung letzte Schatten schluckte. Jakob war immer weniger zu Hause. Er kam nur für Stippvisiten nach Wiesbaden, wenn er von seinen Geschäftsreisen zurückkehrte oder mit dem Motorrad von einer Alpentour nach Hause kam. Ich konnte ihm nicht verdenken, dass er so viel unterwegs war. Diese Wohnung war eine tote Wohnung und das Leben darin eine Sackgasse.

Über die Jahre begann sich in den Zimmern eine lose Schicht Geröll anzusammeln, Gegenstände ohne Heimat, Ansammlungen von Kabeln und Motorradmagazinen, alten Fotos, ungelesenen Büchern und Golfpokalen, ein Sammelsurium aus Jakobs Leben, kleine Beweise für die Schwierigkeiten, die er hatte, sich von Dingen zu verabschieden, selbst wenn er von manchen nicht einmal mehr wusste, dass er sie besaß. Weil ich die meiste Zeit des Tages in der Wohnung verbrachte, begann dieses Chaos mich immer mehr zu bedrängen. Ich saß fest auf dieser Insel aus Plunder, Tag um Tag verging, und jeden Morgen ging ich durch die Wohnung und räumte die Dinge verzweifelt von einem Zimmer ins andere. Ich entsorgte, was wir offensichtlich nicht mehr brauchten, aber der Strom riss nicht ab. Dabei besaßen wir die größte Mülltonne der Straße. Ich hatte sie extra bestellt, ganz erhaben stand sie zwischen all den kleineren Tonnen der Nachbar*innen. Aber auch sie reichte nicht für unseren Müll. Was für den Abfall galt, war bald ein Sinnbild dafür, wie Jakob und ich auch seelisch mit den Dingen umgingen – ich sehnte mich nach Ordnung, er nach Stauraum. Ich wollte sortieren, loslassen, neu beginnen, Jakob wollte nichts davon anschauen und einfach alles in einen Schrank stopfen, der groß genug war, es verschwinden zu lassen.

Ich fühlte, ich war allein, allein in diesem Zuhause, allein in meiner Ehe, allein mit dem bedrückenden Gefühl, nur halb am Leben zu sein. An den Wochenenden stand ich manchmal am Fenster, die Hände in den Taschen zu Fäusten geballt, und sah den Familien nebenan dabei zu, wie sie gemeinsam im Garten Blumen setzten oder Holz schlugen, wie sie ins Schwimmbad aufbrachen und sonnenverbrannt wiederkehrten und am Abend ein fröhliches »Essen ist fertig!« durch die Straße klang. Ich sehnte mich nach einer eigenen Familie, aber der Gedanke war so weit weg – wie sollte ich das schaffen? Eine Schwangerschaft, eine Geburt, die Zeit mit einem Kleinkind? Ich kam ja nicht einmal mit meinem eigenen Alltag zurecht.

Der Hausarzt, der Gastroenterologe, der Osteopath, die Homöopathin, der Akupunkteur, der Arzt für Traditionelle Chinesische Medizin, sogar eine Geistheilerin, an die ich mich in meiner Not wandte – niemand konnte mir helfen. Mein Magen und mein Darm waren ständig entzündet. Alles, was sich veränderte, war mein Kontostand, weil die alternativen Heilmethoden von der Krankenkasse nicht übernommen wurden. Immer wieder schöpfte ich Hoffnung auf die nächste Ernährungsumstellung, den nächsten Kräutersaft oder eine neue Darmkur, immer wieder zerschlug sie sich. Mein Radius war bescheiden. An schlechten Tagen beschränkte er sich auf die Wohnung, den Hof und die kleine Bank, die sich um den jungen Ahornbaum schlang, vorm Haus, zwischen Parkplatz und Kirche. An den wenigen guten Tagen schaffte ich es bis in die Stadt, traf Freund*innen oder ging zu vereinzelten Geschäftsterminen. Aber dann war der Kontrast, wenn ich nach Hause zurückkehrte, noch größer. Es war schmerzhaft, nach Hause zu kommen und die Tür zu schließen zwischen der Welt und meinem stillen Leben.

Ich schlief schlecht in dieser Zeit, teilte die Dunkelheit in Dreiviertelstunden eines leichten, traumlosen Schlafes, der mich mehr erschöpfte als erholte. Zu viele Nächte wiederholten sich auf diese Art und Weise. Im Morgengrauen lauschte ich dem Summen des Kühlschranks, abends flackerte Fernsehlicht im Zimmer und die Tage fransten aus, ohne wirklichen Anfang oder Abschluss, zu beiden Enden hin offen wie ein loser Saum. Es hätte vermutlich noch lange Zeit so weitergehen können, aber das Leben entschied sich, mich gleich zweifach zu erschüttern – ich verliebte mich erneut. Nicht bloß ein bisschen, sondern auf diese Art, die sich unmöglich ignorieren lässt, weil sie im ganzen Körper kribbelt. Ich verliebte mich gleich zweimal. Einmal in eine Stadt. Und einmal in einen Mann.

Saat 🐦

Es war Silvester 2011. Kurz vor Weihnachten fragte mich Jakob, ob ich mir zutraute, den Jahreswechsel bei seiner Schwester in Berlin zu verbringen – und auch wenn ich mir nicht wirklich vorstellen konnte, wie ich diese sechshundert Kilometer hinter mich bringen sollte: Ich war meiner Situation so müde, dass ich zusagte. Etwas musste sich ändern. Ich wollte mit dem Kopf durch diese verdammte Wand. Egal wie. Das alte Jahr sollte nicht traurig in ein neues hineinsickern, ich wollte 2012 mit einem Zeichen einläuten, einem sichtbaren Beweis für meinen Willen, mich aus der Enge der Angst und der Schmerzen zu befreien.

Es war lange her, dass ich eine so weite Strecke gefahren war. Jakob musste etliche Male an Rastplätzen anhalten, damit ich meine Atemübungen machen konnte, und wenn ich wieder einstieg, drehte ich permanent am Radio, weil ich mich nicht entscheiden konnte, ob die Musik mich ablenkte oder zusätzlich stresste. Immer wieder sah ich uns vor meinem inneren Auge in die Leitplanken oder einen schlingernden Lkw brettern, von den mitgenommenen Brötchen wurde mir schlecht. Mehrmals wollte ich am liebsten umdrehen und zurückfahren, zurück in meinen vertrauten kleinen Käfig. Aber etwas ließ mich durchhalten. Nach einigen Stunden Fahrt veränderte sich die Landschaft vor den Fenstern – Weiden, Felder, Futtersilos, hier und da ein Dorf, aber vor allem Kiefernwald, so weit das Auge reichte. Und dann tauchte mitten in diesem braungraugrünen Nirgendwo plötzlich die große Stadt auf – als sammelte die Landschaft all ihre Energie, ihre Menschen, ihre Geschwindigkeit, um sie in den Straßen von Berlin mit einem Mal loszulassen. Als wir über die Stadtautobahn rollten, fühlte ich sofort eine tiefe Verbindung zu diesem Ort. Irgendein Teil von mir kam ausgerechnet hier, in diesem großen, vielstimmigen, geschichtsträchtigen Berlin zur Ruhe. Es war mehr ein Nachhausekommen als ein In-die-Fremde-Gehen. Das Auto ratterte über das Kopfsteinpflaster, Jakob fluchte über den Verkehr. Draußen flogen Dönerbuden vorbei, dazwischen Theater, Friseure, grelle Werbeplakate, Weihnachtsbeleuchtung. An den S-Bahnhöfen der nicht enden wollende Strom der Menschen, schwarz, grau, blau bemantelte Körper. Berlin, das wurde in diesem Augenblick ein Sinnbild für das Leben, das ich noch vor mir hatte. Hier entlud sich alle angestaute Lebendigkeit, hier konnte, so schien es zumindest, jeder Durst nach mehr gestillt werden. Der Abend dämmerte, auf den Fensterscheiben sammelten sich Regentropfen und ich blickte zwischen ihnen hindurch in eine mögliche Zukunft hinein, geheimnisvoll leuchtend und unendlich tief. Als wir am Silvesterabend unsere erhitzten Gesichter auf dem Balkon in die Nachtluft streckten und der Klang aneinanderstoßender Gläser in meinen Ohren summte, gab ich mir ein Versprechen: Ich würde nicht aufgeben, bevor ich ein Teil geworden war von dem, was mich hier umgab. Ich würde meine Klauen hineinschlagen und nicht loslassen und, wenn nötig, mit geschlossenen Augen hineinspringen in dieses große, dunkle Unbekannte.

Berlin veränderte mich. Die Stadt war ein Symbol für die noch nicht ausgeschöpften Möglichkeiten geworden. Links und rechts neben der Gewohnheit war ein Leerraum entstanden, der sich mit Neugier und Ungeduld gefüllt hatte. Monatelang lag ich

Jakob mit meinem Wunsch in den Ohren, die Zelte abzubrechen und nach Berlin zu ziehen, aber er war beruflich wie privat in der Region verhaftet und wollte es auch bleiben. Meine Unruhe wuchs. In der wenigen Zeit, die wir nach Feierabend und in den Abendstunden der Wochenenden miteinander verbrachten, gerieten wir immer öfter in Streit. Es war offensichtlich, dass wir in unterschiedliche Richtungen strebten. Aber statt diese Veränderung gemeinsam in Angriff zu nehmen, sahen wir nur hilflos zu, wie wir auseinandertrieben. Jakob flüchtete sich vor den Zänkereien auf sein Motorrad und ich mich ins Netz. Auf meinem Blog, in Foren und Chats konnte ich auch mit meinen gesundheitlichen Handicaps voll und uneingeschränkt teilhaben.

In all diese kleinen Lücken zwischen dem Leben, das ich führte, und dem, das ich mir wünschte, strömte kurze Zeit später ein neues Gefühl – das Gefühl für Milan. Auf Milan traf ich online, wir lernten uns schreibend kennen. Unsere Dialoge hätte ich mir ausdrucken und an die Wand hängen können, so heftig und so sehr liebte ich dieses textliche Pingpong mit ihm. Es war genau die richtige Mischung aus Humor, Schöngeistigkeit und Tiefgang, etwas, das zwischen Poesie und Kraftausdrücken mühelos hin- und herpendelte, mal berührend zart, mal übermütig, mal voller Ernst.

»Ich mag deine Sprache«, war das erste und beste Kompliment, das er mir machte. Wenn wir schrieben, dann schrieben wir nicht nur einen Dialog, wir schrieben eine Geschichte, die ich lesen wollte. Mich erfasste dabei dasselbe Gefühl, das ich hatte, wenn ich in meinen Lieblingsbüchern las, das Gefühl, wenn ich Emily Brontë, Virginia Woolf, Stefan Zweig, Lord Byron, Leo Tolstoi oder Tennessee Williams las, mit dem Unterschied, dass Milan nicht schon lange schweigend unter der Erde lag, sondern antworten konnte, ein Mensch aus Fleisch und Blut, irgendwo an einem Schreibtisch in einem anderen Teil der Republik. Er war das unerklärlich Schöne, das es einfach gab, wenn man nur genau hinsah. Und ich wollte hinsehen. Auch wenn ich mich anfangs noch dagegen wehrte, gab es irgendwann keine Alternative mehr dazu, dass wir den Sprung ans Telefon wagten und schließlich einen guten Teil dieses frühen Herbstes damit verbrachten, uns bis in den Abend hinein in Zimmern, die nur noch vom Bildschirm erhellt wurden, im Skype-Videofenster anzustarren.

Im Grunde war Milan mein letzter Versuch, meine kindlich ungestillte Sehnsucht nach absoluter Verschmelzung doch noch zu befriedigen. Er schien das ewige Du zu sein, nach dem mein verlassenes Ich gesucht hatte. Gerade als ich es akzeptieren wollte, dass es kein solches Du gab, außer in einer konfessionslosen, göttlichen Instanz, die aber oft stumm blieb, wenn ich sie anrief, gerade als ich mich damit abgefunden hatte, dass mein innerer Drang danach, mich in einem anderen zu spiegeln und wiederzufinden, nur ein Relikt der unglücklichen Bindungserfahrungen in meiner Kindheit gewesen war, kam Milan wie ein Sturm, wie der Schlüssel zu jedem Geheimnis. Es war ein letzter Fluchtversuch: weg von mir und in einen anderen Menschen hinein. Doch nicht zu lernen, wie ich es schaffen konnte, mir selbst genug zu sein. Trotzdem oder genau deswegen konnte ich nicht aufhören, Milan auf mögliche Schwachstellen abzuklopfen. Ich wollte unbedingt wissen, ob so eine Form von Liebe wirklich möglich war. Mein inneres Radar scannte beständig alles, was er sagte oder nicht sagte.

»Kann es sein, dass du einen Grund suchst?«, fragte er mich einmal.

»Einen Grund wofür?«, fragte ich zurück.

»Einen Grund, der mich unmöglich macht.«

Wirkliche Gründe, die Milan unmöglich machten, gab es erst später. Zu diesem Zeitpunkt aber war die Tatsache, dass ich mich in ihn verliebt hatte, selbst das größte Hindernis. Auch wenn Jakob und ich unsere Ehe offen gestalteten – sich zu verlieben, das war nicht vorgesehen. Als es mir passierte, war mir klar, dass ich es ihm sagen musste. Die sexuelle Exklusivität einer monogamen Beziehung hatten wir gegen einen anderen Wert eingetauscht, der mir noch schützenswerter erschien: Ehrlichkeit. Wie hart das sein konnte, merkte ich, als ich eines Abends die Treppe zum Wohnzimmer hinunterging, um Jakob von Milan zu erzählen. Nie waren mir diese paarundzwanzig Stufen steiler und unüberwindbarer vorgekommen. Würde es das Aus unserer Ehe bedeuten, an der ich, trotz aller offensichtlichen Sprünge, dennoch hing? Wie würde Jakob die Tatsache aufnehmen, dass ich ihn nach wie vor liebte, aber dass mein Herz jetzt auch noch für einen anderen schlug? Ich kannte Jakobs Meinung über Beziehungen – oft hatte er gesagt, dass man nicht dauerhaft für einen anderen Menschen ein wesentliches Bedürfnis aufgeben sollte. Und Milan zu lieben, das war für mich ein wesentliches Bedürfnis. Jetzt war es an Jakob, zu entscheiden, ob er auch unter diesen Umständen weiterhin mein Mann sein wollte.

Als ich es schließlich ausgesprochen hatte, war es kurz still. Für einen Moment hing unsere Liebe in der Schwebe, baumelte gefährlich über einem leeren Raum. Jakob atmete hörbar aus. Dann er nahm er meine Hand in seine und sagte: »Solange es zwischen uns nichts ändert, ist es okay.«

Das »Wir« war gerettet. Zumindest für den Moment. Vielleicht glaubte Jakob, dass die Sache mit Milan sich schnell wieder erledigen würde – wie so vieles, was mir im Laufe der Jahre in den Kopf kam. In dieser Hinsicht war er einiges gewohnt. Mal wollte ich ein Haus am Waldrand, dann eine Wohnung in Berlin-Kreuzberg an den Hochbahngleisen der U-Bahn. Mal wollte ich Kinder, mal ganz ungebundene Schriftstellerin sein. Ich wollte eine alternative Hofgemeinschaft, ich wollte in ein Kloster. Ich trat in die Kirche ein und wieder aus, ich besuchte buddhistische Zentren, suchte in Büchern, Meditationen und Gesprächen nach Antworten und war dabei oft so umtriebig und unruhig, dass es mich selbst anstrengte. Die Antworten, die ich fand, waren oft extrem. Ich wollte nicht nur öfter nach Berlin, ich wollte direkt dort leben. Ich wollte keine Kurzgeschichte schreiben, sondern gleich einen Roman. Ich wollte nicht versuchen, mich häufiger mit Freund*innen zu treffen, ich wollte gleich eine Aussteigercommunity gründen. Jakob sagte in einem Streit einmal, dass meine vielen fixen Ideen, die nach kurzer Zeit wieder ungültig waren, ihm das Leben schwer machten. Dass diese Sprunghaftigkeit, die ständige Sinnsuche und der Drang nach Veränderung auch ein Symptom der Borderline-Persönlichkeitsstörung waren, wussten zu diesem Zeitpunkt weder Jakob noch ich. Oft hasste ich meine Impulsivität, meine innere Ruhelosigkeit, die Unfähigkeit, irgendetwas dauerhaft zu genießen. Andererseits nagten Zweifel an mir: Lag es wirklich an mir oder daran, dass ich einfach nicht am richtigen Ort war? War das Leben, das ich führte, verkehrt, oder war ich es? War meine Ehe dysfunktional, oder war ich es? Und sollte ich, mit all meinen seelischen und körperlichen Einschränkungen, mich überhaupt um ein besseres Leben bemühen oder mich doch mit dem kleinen, überschaubaren Radius zufriedengeben, den ich bewältigen konnte? Sollte ich nicht froh sein, dass ich überhaupt irgendeinen kleinen Teil der Welt für mich beanspruchen konn-te, dass ich so etwas hatte wie einen geregelten Alltag, einen Mann, ein Dach überm Kopf?

Entgegen Jakobs Hoffnung war Milan keine meiner un-beständigen Ideen. Er blieb und etablierte sich. Da er in einer an-deren Stadt lebte und selbst eine Partnerin hatte, beschränkten sich unsere Treffen auf wenige im Jahr, dafür hatten wir fast täg-lich über Skype Kontakt.

Jakob hatte mir zwar seinen Segen gegeben – trotzdem hatte ich ihm gegenüber ein schlechtes Gewissen. Ich kam mir vor wie der Sündenpfuhl in dieser Beziehung. Er schien von unserer offenen Regelung keinen Gebrauch zu machen, ja, es nicht einmal zu brauchen. Wenn ich ihn damit aufzog und ihn fragte, ob er denn nicht auch mal andere Frauen treffen wollte, schüttelte er den Kopf. Dann lächelte er milde. Sagte, dass er sich in seiner Jugend die Hörner zur Genüge abgestoßen hatte, dass er einen gemütlichen Abend mit gutem Wein jedem Sex, Dates oder Schwärmereien vorzog. Aber es war nicht nur Jakobs Bedürfnislosigkeit, es war auch die gesellschaftliche Moralvor-stellung, dass Liebe exklusiv und in irgendeiner Art und Weise so rationiert ist, dass sie nur auf eine*n Partner*in begrenzt sein sollte, die mir Schuldgefühle machte. Dass meine Gefühle dieser Vorgabe nicht nachkamen, machte mich abwechselnd frei und verzweifelt.

Im Sommer wurde Jakob sehr krank. Ich wachte nächtelang an seinem Bett, erst zu Hause, dann im Krankenhaus. Wir waren Stammgäste in der Notaufnahme, Jakob wurde im Roll-stuhl durch dämmrig beleuchtete Flure mit Linoleumboden ge-schoben, ich hielt seine Hand, wenn er vor Schmerzen wimmerte.

Die Ärzte fanden keine Ursache. Wir fuhren nach Hause, in die Notaufnahme, wieder zurück, wieder in die Klinik. Freunde kamen zu Besuch und standen mit besorgten Gesichtern vor seinem Krankenzimmer. Nach einer wochenlangen Odyssee stellte ein Arzt schließlich eine bakterielle Entzündung der Wirbelsäule fest. Gerade noch so schrammte Jakob an einer großen Rücken-OP vorbei. Als er wieder auf dem Weg der Besserung war, klappte ich einfach zusammen. Die Ängste, die ich um ihn ausgestanden hatte, die Wochen, in denen ich für ihn stark sein musste, hatten meine Kraftressourcen aufgebraucht.

Ich bekam so starke Panikattacken mit Atemnot, dass ich zeitweise kaum noch sprechen oder schlucken konnte. Das erste Mal überhaupt griff ich zu angstlösenden Medikamenten, aber sie halfen kaum gegen das anfallsartige Gefühl, zu ersticken. In meiner Not fuhren wir eines Tages zur Notaufnahme einer psychiatrischen Klinik. Aufnehmen wollten sie mich nicht, der behandelnde Arzt versuchte, mit mir zu sprechen, aber ich hatte gefühlt so wenig Luft zum Atmen, dass ich kaum ein Wort herausbrachte. Schließlich schickte er uns unverrichteter Dinge wieder nach Hause, aber nicht, ohne mich wissen zu lassen, dass ich seiner Meinung nach ohne starke Medikamente niemals ein erträgliches Leben würde führen können.

Mein Hausarzt schlug einen erneuten Klinikaufenthalt vor. Auf einer Station für Akutpsychosomatik sollte ich in einer intensiven Kurzzeittherapie Werkzeuge erlernen, die mir dabei helfen sollten, mit meinen Symptomen und den Angstattacken im Alltag besser zurechtzukommen. Zunächst war ich dankbar für den Vorschlag. Aber je näher der Aufenthalt rückte, umso stärkere Zweifel bekam ich. Ein solcher Stimmungswechsel im

Vorfeld einer stationären Therapie ist nicht untypisch. Zu dem Zeitpunkt, zu dem man den Klinikaufenthalt in die Wege leitet, befindet man sich oft in einer akuten Krise. Das Gefühl des »So kann es nicht weitergehen« ist sehr mächtig. Die Klinik ist in dieser Zeit ein Hoffnungsschimmer, manchmal der einzige, den es gibt. Aufgrund von Wartelisten und Bürokratie dauert es aber in der Regel eine Weile, bis ein Platz frei wird. In diesem Zeitraum melden sich die Zweifel an: *Muss das wirklich sein? Brauche ich gleich einen stationären Aufenthalt? Es geht mir doch schon viel besser! Was wollen die mir denn noch Neues erzählen?* Ich glaube, dass die Unsicherheit über den Aufenthalt schon Teil der Therapie ist. Der innere Widerstand gegen Veränderung ist groß. Wir rütteln an unseren Routinen, wir stellen uns und unser bisheriges System infrage: Was passiert, wenn ich das Problem doch überwinden kann? Wer bin ich ohne diese Angst, diese Krankheit, diese Schmerzen? Wenn es mir wirklich dauerhaft besser gehen könnte, welche Themen kommen dann wieder in mein Leben, was bedeutet das für meine Beziehungen, meinen Job, meine Identität?

Im Winter 2016, auf dem Weg in die Klinik, weinte ich nicht viel weniger als an jenem Tag, an dem ich als Teenager meine erste stationäre Therapie begonnen hatte. Statt meine Mutter bettelte ich dieses Mal Jakob an, mich wieder mit nach Hause zu nehmen. Aber wie meine Mutter viele Jahre zuvor, blieb auch Jakob hart. Er fuhr zurück, ich blieb in meinem Zimmer, aß beim Abendessen im Gruppenraum abseits der anderen eine halbe Scheibe Brot, packte meinen Koffer nicht aus und legte mich zum Schlafen in Straßenkleidung aufs Bett. Als am nächsten Morgen der mir zugeteilte Therapeut ins Zimmer kam, warf er mir nur einen kurzen Blick zu und erfasste sofort, wie die Sache stand: »Sie wollen abreisen, richtig?«

Ich nickte. Er steckte seine Hände in die weißen Hosentaschen.

»Schauen Sie, wir machen einen Deal. Um zehn Uhr kommen Sie zu einer Einzelsitzung zu mir. Wenn Sie danach immer noch nach Hause wollen, fahren Sie.«

Wenige Stunden später saß ich in seinem Sprechzimmer, einem kleinen, lang gezogenen Raum, vollgestopft mit Büchern und staubigen Pflanzen. Der Therapeut forderte mich auf, meine Lebenssituation zu schildern. Ich beschrieb mein Leben und bemühte mich, es klingen zu lassen, als sei es doch trotz aller Symptome recht erträglich – immerhin hatte ich ja einen Mann und ein Zuhause, Freund*innen und einen Beruf, klar, es liefe nicht alles immer so gut, aber was wollte man auch erwarten, alle Menschen hatten doch irgendwie Probleme. Der Therapeut hörte zu, faltete die Hände vor seinem Mund und schaute mich nachdenklich an. Er warf einen Blick in meine Akte.

»Sie sind 31. Was ist mit Familie? Wollen Sie eine?«

Ich rutschte auf dem Stuhl von links nach rechts.

»Vielleicht. Ich weiß es nicht. Ich denke, ich hätte zu viel Angst davor.«

»Wie ist es mit Ihrem Beruf? Sind Sie gerne selbstständig?«

Ich wollte irgendetwas Heiteres sagen, etwas Hoffnungsvolles, aber ich war plötzlich so müde. Zu müde für irgendeine Lüge.

»Na ja, was bleibt mir anderes übrig. Ich würde lieber angestellt arbeiten und wäre dafür die Existenzangst los. Aber in jedem normalen Job würden die mir nach kürzester Zeit kündigen.«

»Warum das?«

»Weil ich eben nicht immer so aus dem Haus kann, wie ich will.«

Der Therapeut nickte.

»Urlaub, wie sieht es damit aus? Könnten Sie in den Urlaub fahren oder fliegen, wenn Sie wollten?«

»Fliegen? Nein. Fahren? Vielleicht. Aber Spaß machen würde es vermutlich nicht.«

Der Therapeut wiegte bedächtig seinen Kopf von links nach rechts und sagte dann: »Da haben Sie sich aber mit einem verdammt niedrigen Standard arrangiert.«

Ich entschied mich, der Klinik eine Chance zu geben. Mir eine Chance zu geben.

Während meines Aufenthalts fand ich eine Gruppe von drei Mitpatient*innen, mit denen ich mich blendend verstand. Nach den Therapien spazierten wir in die nahe gelegene Fußgängerzone der Kleinstadt, in der die verschlungenen Wege unserer seelischen Befindlichkeiten uns zusammengebracht hatten. Eingepackt in Winterjacken saßen wir bei strömendem Regen unter dem Schirm eines Straßencafés, tranken Tee und heiße Schokolade und lachten so viel und so herzhaft, dass uns die schaumige Flüssigkeit zur Nase wieder herauskam. Ich spürte die heilsame Kraft von Geselligkeit und menschlicher Wärme, und die Einsamkeit fiel Tag für Tag von mir ab, ihr stummer Umhang blieb auf den langen Fluren der Klinik liegen, und ich vermisste ihn nicht.

Der Schwerpunkt der Station, auf der ich mich befand, war die Psychosomatik – es ging weniger darum, in den Trümmern unglücklicher Kindheitserlebnisse zu graben, als vielmehr darum, im Alltag anders und besser mit den körperlichen und seelischen Beschwerden umzugehen. Meine Bauchschmerztage hatte ich lange Zeit fast ausschließlich in Schonhaltung verbracht, das Körnerkissen und eine Tasse mit Fencheltee immer in Reichweite. Die Ärzte in der Klinik hinterfragten dieses Rückzugsverhalten – sie hielten mich dazu an, in Bewegung zu bleiben. Ich bekam die Aufgabe, das überschüssige Adrenalin, das durch die starken Angstzustände in meinem Körper zirkulierte, durch Training abzubauen. Jeden Tag saß ich während meines Aufenthalts auf dem Ergometer, sah meinem Herzschlag auf der Anzeige dabei zu, wie er schneller wurde. Auch wenn ich das Gefühl nicht mochte, so merkte ich doch: Mein Körper hielt das aus.

Jeden Montagabend fanden sich alle Patient*innen in einer großen Vortragshalle der Klinik ein. Hier wurden Fachvorträge zu einzelnen Störungsbildern gehalten. Angst, Depressionen, Borderline, bipolare Störungen, jeweils anderthalb Stunden komprimierter Rundumschlag zum Thema psychische Erkrankungen. Der Therapeut, der den Vortrag über Panikattacken hielt, ein Bayer mittleren Alters mit scharf rollendem R und lebhafter Gestik, warf Präsentationsfolien an die Wand, die uns über die Funktionsweise unseres Gehirns aufklärten.

Angst sei ein an sich notwendiger Überlebensmechanismus, der dank unserer Gedanken und Bewertungen aber völlig außer Kontrolle geraten ist. Wir bewerteten Situationen als lebensbedrohlich, die es gar nicht seien. Um aus diesem Teufelskreis herauszukommen, so der Therapeut, gäbe es nur einen Weg: »Sie müssen aus dem Vermeidungsverhalten finden. Sie müssen die Erfahrung machen, dass Sie nicht sterben! Die Lösung heißt: Übung durch Konfrontation!«

Ich dachte an die letzten Jahre meines Lebens und spürte, wie eine heiße Woge Wut in mir hochschwappte. Das wusste ich doch alles schon! Jeden verdammten Tag hatte ich doch genau das getan! Ich hatte mir Bus und Bahn zurückerobert, ich hatte in Shoppingcentern und Aufzügen ausgeharrt, bis die Angst langsam abebbte – trotzdem hatte ich immer wieder mit Panikattacken und Angstzuständen zu tun. Zwischenfragen waren erlaubt, ich hob meinen Arm.

»Also ich habe mich konfrontiert und konfrontiert. Und die Angst kommt trotzdem immer wieder.«

Der Bayer lächelte professionell.

»Dann haben Sie den Kern Ihrer Angst bei der Konfrontation nicht getroffen.«

Wütend verließ ich nach dem Vortrag die Halle. Was hatte der Mann überhaupt für eine Ahnung! Hatte er überhaupt jemals eine Panikattacke am eigenen Leib erlebt? Die Besuche im Kino, die öffentlichen Verkehrsmittel, die Restaurantbesuche, die Autofahrten: Wie oft hatte ich wirklich aufgegeben? Insgesamt sicher nicht öfter als zwanzigmal! Daran konnte es doch nicht liegen! Meine Mitpatient*innen waren vor mir in der Dunkelheit verschwunden, ich hatte mich zurückfallen lassen. Jetzt stand ich im Nieselregen an einer Ampel und starrte auf die Lichter, die rot und weiß auf dem Asphalt leuchteten. Und plötzlich dämmerte es mir – er hatte recht: Ja, ich konfrontierte mich, ich fuhr Bus und Bahn, ging zu Terminen und ins Kino. Ich suchte auslösende Situationen auf, ich bekam Panikattacken darin, die ich tapfer durchlitt, bis sie abebbten – aber ich tat es allein. Wenn andere Menschen bei mir waren, Menschen, die mich kannten, tolerierte ich all das immer nur bis zu einem gewissen Grad. Es war völlig egal, ob es sich um meine beste

Freundin, meinen Mann oder meine Mutter handelte: Sobald ich befürchtete, mich in der Gegenwart anderer wirklich übergeben zu müssen oder ohnmächtig und hilflos zu werden, brach ich die Situation ab. Dann schickte ich Jakob aus dem Zimmer oder stieg auf dem Parkplatz aus dem Auto, um eine Runde allein durch die frische Luft zu gehen. Auf einer Skala von 1, wenig Angst, bis 10, maximale Angst, hatte ich mich bis an die Stufe 7, an guten Tagen bis an die 9 herantrainiert. Kam aber Übelkeit ins Spiel, erreichte die Angst die Stufe 10, brachte ich mich in Sicherheit. Stufe 10 war eine absolute Tabuzone. Diese rote Linie überschritt ich nie.

»Und genau damit erhalten Sie Ihre Phobie weiter aufrecht«, sagte mein Bezugstherapeut, als ich ihm in der nächsten Therapiestunde von meiner Erkenntnis erzählte.

»Wenn Sie weiterhin glauben, dass es Ihnen in der Gegenwart anderer nicht schlecht gehen darf, wird diese Angst nicht abnehmen.«

Im ersten Moment war das niederschmetternd. Ich hatte jahrelang gekämpft. Aber die wahre Front lag ein paar Kilometer weiter südlich.

»Sie müssen Ihre Befürchtungen überprüfen. Üben Sie, die Gegenwart anderer Menschen zu ertragen. In allen nur erdenklichen körperlichen Zuständen. Machen Sie sich klar, dass die Menschen, die Sie lieben, nicht hier sind, um Sie zu verurteilen, sondern um Ihnen zu helfen.«

Nach der Therapiestunde rannte ich in die Weinberge, die die Klinik zu beiden Seiten umgaben. Ich rannte und ich weinte, weil das, was von mir verlangt wurde, so unmöglich schien. Über den

Himmel zogen Wolken, schwer und hoch aufgetürmt bis zum Horizont. Schlamm spritzte bis zum Rand meiner Jacke, meine Finger waren klamm und kalt. Schwer atmend blieb ich auf der Kuppe eines Hügels stehen. Mein Anorak flatterte im Wind, vor mir im Tal lag das Städtchen, grau, im Dämmerlicht. Warum gab es keinen Weg außenrum? Warum musste man durch die Angst immer mittendurch? Und warum klang das in der Theorie immer so einfach und war in der Praxis ein Gang durch die Hölle? Ich putzte mir die Nase. Ein älteres Pärchen in froschgrünen Westen passierte mich und nickte mir gutmütig zu. Ich lächelte zurück und blickte ihnen nach, wie sie im Gänsemarsch den Weg Richtung Stadt einschlugen, zwei Laubfrösche im Weinberg, Leute, die sicher niemals eine psychosomatische Klinik von innen gesehen hatten. Ich stellte mir vor, wie sie nach ihrer Wanderung nach Hause kamen, bei heißem Tee vor einem Kamin saßen und nicht viel zu sprechen brauchten. Ich stellte mir auch vor, dass sie mich mitnahmen in dieses Zuhause, ohne sich zu wundern, und dass ich ein bisschen etwas abbekommen konnte von dieser Wärme und dieser Heimat, die einen umschloss wie die Wände einer Gebärmutter. Dass ich mich innerlich ständig an andere Familien andocken wollte, dass ich beim Anblick von gepolsterten Terrassenstühlen in spießigen Vorgärten regelmäßig traurig wurde, wunderte mich nicht, trotzdem fand ich es irgendwie befremdlich. Meine nicht gestillten kindlichen Bedürfnisse lagen so offen und unumwunden in der Welt herum, dass jeder sie sehen konnte. Das alles war so paradox: Einerseits sehnte ich mich nach Nähe und Wärme mehr als nach irgendetwas sonst. Und gleichzeitig hatte ich so furchtbare Angst davor, anderen wirklich nahe zu sein.

Nach drei Wochen Klinik klaubte ich mein neues Gefühl von Zugehörigkeit von den Wänden der Gemeinschaftsküche, malte wieder Abschiedsbilder, tauschte Telefonnummern, holte Versicherungen ein, dass man sich nicht aus den Augen verlieren würde, auch wenn man wusste, dass das unweigerlich passieren würde. Ich erzählte meinem Therapeuten davon, dass ich mich an einem Wendepunkt wähnte, schmiedete große Pläne und fuhr an einem Tag, an dem sich die Sonne endlich mal wieder zeigte und ein frischer Wind durch die entlaubten Kronen der Kastanien strich, nach Hause.

Zurück in Wiesbaden war ich entschlossen, mein Leben zu ändern. Aber mein Wunsch nach Veränderung wurde von Jakobs Vorstellungen ausgebremst. Er wollte nichts verändern. Je mehr ich mich entdeckte, umso mehr Brüche wurden zwischen uns spürbar. Nicht die Basis unserer gegenseitigen Zuneigung, aber unseren gemeinsamen Alltag betreffend. Was ich liebte, liebte Jakob nicht, und was er liebte, liebte ich nicht. Das erste Mal, seit wir zusammen waren, spürte ich, dass unser Altersunterschied ein echtes Problem sein konnte. Jakob sehnte sich nach Ruhe, danach, anzukommen und von seinem fordernden Job auszuruhen. Er hatte ein Bild von der Welt, das im Wesentlichen festzustehen schien. Meine Bilder begannen gerade erst, sich zu entwickeln. Jakob war mit dem Status quo zufrieden. Gleichzeitig verstand er meinen Wunsch danach, mich auszuprobieren, zu entdecken, wie und wo ich leben wollte. Wir einigten uns auf einen Kompromiss – der Hauptwohnsitz blieb Wiesbaden, ich mietete dazu ein winziges Einzimmerappartement in Berlin-Friedrichshain.

»Woanders bist du auch kein neuer Mensch«, sagten manche zu mir. Natürlich war ich kein anderer Mensch, weil ich plötzlich in Berlin wohnte, aber weil ich ein anderer Mensch geworden war, konnte ich überhaupt daran denken, in Berlin zu wohnen. Als ich den Vertrag für die Wohnung unterschrieb, wusste ich noch gar nicht, wie ich das alles schaffen sollte – die langen Zugfahrten, die Pendelei, die zusätzlichen Kosten. In einem Laden für Zauberbedarf in Neukölln kaufte ich eine kleine Spieluhr und stellte sie in der noch leeren Wohnung auf die Fensterbank: Es war ein hölzerner Käfig, darin ein Vogel aus Pappe und Federn, der zu zwitschern und zu hüpfen begann, wenn man die Uhr aufzog. Die Tür des Käfigs konnte man öffnen, sodass es so aussah, als flöge der kleine blaue Vogel bald hinaus.

Ich fuhr nach Wiesbaden zurück und teilte den Inhalt meines Kleiderschranks in zwei Hälften: Hauptstadtklamotten und Zuhausegarderobe. Ich schwankte zwischen Begeisterung und ungläubigem Staunen. Was ich da tat, machte mir Angst, es erweiterte den Bereich des Möglichen in so ungeheuerlicher Weise. Gleichzeitig gab es auch keine Alternative mehr. Etwas musste sich ändern.

Mein Start in Berlin war holprig. Ich fühlte mich fremd in der Stadt, fremd in mir. Ich zog vereinzelte Aufträge an Land, Logos, ein paar Visitenkarten, Flyer, genug, um mich über Wasser zu halten und die kleine Wohnung zu finanzieren. Ein neues Netzwerk aufzubauen, war in der Anonymität der Metropole nicht leicht. Alle hatten immer schon etwas Besseres vor und für ein Kaffeedate musste man sich schon Wochen vorher verabreden. Ich hatte mehr Lebendigkeit gesucht, aber was ich fand, waren nur neue Nuancen von Einsamkeit. Meinen Geburtstag verbrachte ich in Berlin. Jakob schickte mir Blumen, einen großen Strauß weißer Rosen, und einen Zettel dazu, auf dem er dem Lieferanten diktiert hatte: *Für meinen großen Schatz in dieser großen Stadt.* Ich weinte in die Blumenkelche. In mir war eine gewaltige Wunde. Wehmut über das Vergangene, das nicht mehr richtig war, das ich aber trotzdem schmerzlich vermisste.

Halt in dieser Zeit gaben mir das Schreiben und mein Blog. Seit ich wieder damit begonnen hatte, fühlte es sich an, als wäre es nie weg gewesen. Anfangs schrieb ich noch über Zimmereinrichtungen, aber allmählich schoben sich andere Texte dazwischen, zwängten sich in die Lücken. Gedanken, Erlebnisse, kleine Geschichten. Mein lang gehegter Wunsch, Schriftstellerin zu werden, gab keine Ruhe und begann in meinem Kopf von einem Neuanfang zu flüstern. In meinem Traum von der Zukunft brauchte ich keine Einbauküche, keinen teuren Urlaub oder begehbaren Kleiderschrank, in meinem Traum reichten ein Raum und etwas Ruhe, eine Tastatur und eine Wand voller Bücher. Es war das, was meinem Herzen wohltat, aber es war auch etwas, das ich, mit allen Handicaps, die ich hatte, bewältigen konnte, etwas, das frei von Angst war, ein Bild, in dem ich mich sehen konnte.

Ich pendelte anderthalb Jahre zwischen den beiden Städten hin und her. Wenn ich auf dem Bahnsteig saß, meinen Rollkoffer neben mir, packte ich den Laptop aus und schrieb Blogeinträge über das Auf-der-Suche-Sein, über Sehnsucht und Wirklichkeit, über das Pendlerleben und Heimweh und Heimatlosigkeit zugleich.

Nach anderthalb Jahren gab ich das Berliner Domizil wieder auf. Die Reisen erschöpften mich, finanziell und körperlich. Ich musste reihenweise Zugtickets verfallen lassen, weil ich wegen meiner Bauchschmerzen und Ängste doch nicht wie geplant das Haus verlassen konnte. Manchmal kam ich wochenlang nicht von einem Ort zum anderen. Nachdem ich die Wohnungsschlüssel abgegeben hatte, kehrte ich unverrichteter Dinge nach Wiesbaden zurück. Dort umgab mich die gewohnte Stille. Ich hatte das Gefühl, darin versagt zu haben, meine Träume zu verwirklichen. Als wäre ich für sie zu klein, zu krank, zu zaghaft. Ratlos nahm ich mein altes Leben wieder auf, machte ausgedehnte Spaziergänge in die umliegenden Wälder, in deren weitem Grün ich etwas Trost fand. Ab und zu kam eine Freundin vorbei. Ansonsten wartete ich weiter darauf, dass mein Leben endlich richtig losgehen würde.

Kurz vor meinem 32. Geburtstag dämmerte es mir: Dieser Tag X, ab dem ich endlich ein Leben führen könnte ohne Angst, mit einem normalen Job, mit einem normalen Gehalt, ohne Angst davor, die Krankenkasse nicht zahlen zu können – er kam nicht. Ich war doch immer so weitergestolpert: mit der Hoffnung auf Normalität, auf ein »Danach«. Plötzlich schwand dieses »Danach« immer mehr aus dem Blickfeld der Wahrscheinlichkeiten. Der Gedanke lähmte mich. Die Brücke in die Zukunft schien eingestürzt. Die Wahrheit war: Ich konnte mich kaum selbst versorgen. Ich war nicht gesund und möglicherweise würde ich es niemals sein. Niemand konnte mir sagen, wie man damit leben sollte, aber alle erwarteten von mir, dass ich es tat. Weil der Versuch, mich an die »Normalität« anzugleichen, als gescheitert anzusehen war, entschied ich mich für die einzig verbleibende Option: meinem Fall etwas mehr »Normalität« zu verleihen.

Instrument für dieses Vorhaben war mein Blog. Im Dezember 2016 schrieb ich einen Artikel über mein Leben mit der Angst. Ich beschönigte nichts. Ich erzählte von dem Gefühl, für den Arbeitsmarkt und die Gesellschaft nicht zu taugen, ich erzählte von Therapien, von Rück- und Fortschritten und von der Scham, die so hartnäckig am Thema psychische Erkrankungen klebt wie Kaugummi in einem Flokati. Ich schrieb in dem Wissen, dass meine Geschichte einerseits nicht alltäglich war – und dass sie trotzdem so viele Menschen teilten. Menschen, die ebenfalls einen unsichtbaren Rucksack trugen, jeden Tag. Mit meinem Entschluss, mit meinen Erkrankungen öffentlich sichtbar zu werden und mich für die Entstigmatisierung seelischer Erkrankungen starkzumachen, unternahm ich den Versuch, sie in mein Leben zu integrieren. Sie als Teil meines Daseins zu akzeptieren, ohne deshalb aufzugeben oder zu resignieren. Sie waren da, ob es mir gefiel oder nicht, ob ich mich dagegen wehrte oder nicht. Ich konnte nicht mehr beeinflussen, dass meine Seele sie entwickelt hatte, aber ich konnte mich von dem Gefühl der Scham über mein Anderssein befreien. Natürlich machte ich mich damit verletzlich. Aber ich spürte, es war für mich und andere Betroffene ein richtiger Schritt. Mir nicht immer wieder beschwichtigend auf die Schulter klopfen zu lassen und dazu zu lächeln, wenn Menschen sagten: »Es wird schon wieder, es geht ja immer weiter.«

Natürlich ging es immer weiter und natürlich war es unbequem für die Menschen, über etwas zu sprechen, das nicht schnell behoben werden konnte, über jemanden, der nicht endlich so funktionierte, wie er sollte. Ich hatte Unebenheiten in mir, die man nicht mal eben so wegbügeln konnte.

Mit dem Artikel wollte ich mich nicht selbst bloßstellen, aber es gab etwas, das ich noch weit weniger wollte: mich weiterhin zu schämen dafür, die zu sein, die ich war. Also fasste ich Mut, sagte mir, dass die Dinge nicht schlimmer werden konnten, nur anders, und drückte in der wochentäglichen Stille des Wohnzimmers auf *Veröffentlichen*.

Wetterwechsel

Die befürchtete Katastrophe blieb aus. Trotzdem war eine Druckwelle zu spüren, durch meine kleine digitale Blase ging ein Raunen – eine Mischung aus Bewunderung und Erschrecken. Natürlich konnte mein Artikel eine derartige Reaktion überhaupt nur hervorrufen in einer Welt, in der Unverwundbarkeit, Belastbarkeit und Durchhaltevermögen als größte Tugenden gelten und in der seelische Erkrankungen diese Werte scheinbar torpedieren. Der Artikel über meine Angststörung gehört zu den meistgelesenen Beiträgen auf meinem Blog. Die Kommentare darunter sind mitfühlend, verständnisvoll und zahlreich, viele Leser*innen schreiben, dass sie selbst mit Ängsten zu kämpfen haben und sich in meinen Zeilen auf wohltuende Art und Weise wiederfinden können. Das sind eben die positiven Effekte, auf die eine Ellenbogengesellschaft verzichtet – Wärme, Verbindung, Mitgefühl. Der Blogbeitrag wurde vielfach geteilt, sogar einige Kund*innen erfuhren davon, auch sie gratulierten mir zu meiner Offenheit.

Die erste Aufregung legte sich, ich streifte die Rolle der Lifestylebloggerin ab und schrieb über das, was mich tatsächlich beschäftigte, und das war mein Alltag mit psychischem Handicap. Ich hatte akzeptiert, dass mir für den Moment gesundheitliche Grenzen gesetzt waren, und ich versuchte, das Beste daraus zu machen. Ich ging spazieren, ich schrieb, ich meditierte. Dem

Frühling folgten die ersten warmen Sommertage, meine Wanderungen durch den Wald wurden länger, meine Texte auch.

Dann ging Milans Beziehung in die Brüche. Als er mich anrief, um es mir zu sagen, wurde mir schlagartig ganz kalt. Ich stand in Jakobs Büro, starrte auf meine Finger, die das Telefon hielten.

»Sonja hat mich verlassen«, sagte Milans Stimme. Seine Worte waren wie eine ferne Detonation, etwas, das eine unaufhaltsame Veränderung auslöste, die mit dieser Nachricht in Gang gesetzt wurde. Mein Blick fiel auf die Hochzeitsfotos an der Wand. Meine Knie wurden weich. Milans Freundin war in den vergangenen Jahren ein Prellbock gewesen, etwas, das uns aufhielt und verhinderte, dass wir einfach ineinanderflossen. Jetzt gab es diese Hürde nicht mehr.

Jakob trieb innerlich in unserer Beziehung offenbar schon so weit draußen, dass es ihn nicht zu beunruhigen schien, als sich der Kontakt zu Milan in der folgenden Zeit intensivierte. Möglicherweise war er auch froh, dass noch jemand für mich da war und sich mit meinen Ängsten und Sorgen auseinandersetzte. Ich sah mich in dieser Zeit oft als eine Bürde, besonders für Jakob. Ich wollte eine andere Frau sein. Eine, mit der er einfach in den Urlaub fahren konnte, die lachte, wenn er abends nach Hause kam, die nicht ständig mit Schmerzen und einer Wärmflasche in der Jogginghose durch die Wohnung schlich. Jakob beteuerte, dass er all das gerne in Kauf nahm. Gleichzeitig verbrachte er kein einziges Wochenende am Stück zu Hause. Im Hochsommer musste ich mich einer Knieoperation unterziehen. Weil Jakob beruflich unterwegs war, bot Milan an, sich nach der Operation um mich zu kümmern. Er fuhr den weiten Weg nach Wiesbaden, quartierte sich in der Nähe unserer Wohnung in einem Zimmer ein, ging mit mir einkaufen und wartete geduldig, wenn ich auf meinen Krücken langsam hinter ihm hergestolpert kam.

Es war hochsommerlich warm in diesen Wochen, in der Abendluft hing noch die Glut des Tages, ich schlief bei offenem Fenster und ohne Decke. Milan hatte sich Arbeit mitgebracht, morgens winkte er mir vom Balkon seines Zimmers, den man von unserem Bad aus sehen konnte, mit einem weißen Handtuch zu. Nachmittags, wenn er fertig war, holte er mich ab, wir packten einen Picknickkorb und fuhren in seinem weißen verbeulten Audi übers Land. Um uns wehte der Sommer durch die Felder, die beschatteten Alleen und den hohen Weizen. Zitronenfalter umschwirrten unseren Platz unter einer Eiche, da lagen wir, Arme und Hände ineinander verschränkt, mein Kopf auf seiner Brust, sein Bart in meinem Haar. Glücklicher war ich nie. Manchmal liebten wir uns unter den Apfelbäumen, hinter den Brombeerhecken, in der Mittagshitze waren wir eh meistens allein und nur ein paar Schwalben blickten aus dem hohen blauen Himmel pfeifend zu uns herab. Wenn die Sonne allmählich ihre Kraft verlor und die Hundebesitzer*innen den ersten Abendwind nutzten, um sich Abkühlung zu verschaffen, packte Milan steifbeinig unsere Sachen zusammen, die Picknickdecke, die restlichen Weintrauben, unsere Bücher. Auf dem Weg zurück zum Auto war der Boden so trocken, dass wir eine kleine Staubwolke hinter uns ließen, in der ich am liebsten für immer mit Milan verschwunden wäre.

Als ich wieder ohne Krücken laufen konnte, fuhr Milan zurück nach Braunschweig und hinterließ mir die Sehnsucht. Im anschließenden Herbst versuchten Jakob und ich zu retten, was nicht mehr zu retten war. Den Großteil unserer Zeit verbrachten wir in getrennten Zimmern, jeder einsam für sich. Nach Wochen des stummen Leidens einigten wir uns darauf, zumindest die gemeinsame Wohnung aufzugeben. Brauchten wir einfach noch mehr Freiraum? Im Stillen fragte ich mich aber: Gaben wir uns wirklich mehr Raum oder war unser »Wir« im Begriff, sich aufzulösen?

Jakob fand binnen kurzer Zeit eine neue Wohnung – ich hingegen zögerte. Als er mich fragte, wohin ich jetzt gehen wollte, sagte ich »Berlin«, aber es klang mehr wie eine Frage als eine Antwort. Mit meinen Möbeln und meinen Katzen vollständig in die Hauptstadt überzusiedeln, das war nicht zu vergleichen mit dem Appartement in Friedrichshain, das ich wochenweise bewohnt hatte wie eine Touristin. Wirklich zu gehen – das war ein ganz anderer Schritt. Meine Familie, meine Freund*innen, alles Vertraute wären dann wirklich sechshundert Kilometer weit weg. Es war nicht nur Urlaub vom gewohnten Leben, es war ein anderes Leben. Mit neuer Gynäkologin und neuer Stammbäckerei und neuem Sportstudio. Aber gleichzeitig mit den alten Geistern im Gepäck, mit den Ängsten und den Depressionen. Wer würde da sein, wenn ich in Berlin strauchelte? Dass Milan in dieser Zeit den Plan fasste, ebenfalls in die Hauptstadt zu ziehen, ließ die Waage schließlich kippen. Sein Angebot, zusammen eine Bleibe zu suchen, schlug ich aus. Ich konnte nicht von einem Nest ins andere wechseln, mit den noch warmen Daunen an mir.

Milan fand eine Wohnung in Steglitz. Bis zu seinem Einzug stand sie leer und wurde zu meinem Quartier, von dem aus ich zu den Wohnungsbesichtigungen losziehen wollte. Wir stellten ein Feldbett auf und organisierten einen gebrauchten Kühlschrank. Ein Klapptisch mit elektrischen Kochplatten war meine Küche auf Zeit. Dann fuhr Milan in seine alte Wohnung nach Braunschweig und ich startete meine Suche. Mit meinem Budget war der Wohnungsmarkt eine einzige Katastrophe. Bis zu zweitausend Bewerbungen gingen auf eine einzige Anzeige ein, für muffige Erdgeschosswohnungen mit vollgepinkelten Treppenhäusern stand ich in Schlangen, die bis auf den Gehsteig reichten. Aber insgeheim war ich erleichtert, wenn die Zusage wieder einmal an jemand anderen ging. Noch immer dachte ich, dass das alles niemals ernst würde. Dass ich einfach nichts fand. Dass ich wieder nach Hause, nach Wiesbaden käme. Täglich telefonierte ich mit Jakob. Ich drückte Türklinken herunter, schüttelte Hände, verteilte Schufa-Auskünfte und Mietschuldenfreiheitsbescheinigungen. Schließlich ging ich zu einem Termin in Tegel, im Norden der Stadt, weit draußen, dafür aber in fußläufiger Reichweite von Wald und See.

Gemeinsam mit einem jungen Pärchen, einer französischen Studentin und dem Verwalter betrat ich die Wohnung. Vor den Fenstern ging ein Wolkenbruch nieder, der die Gullys überquellen ließ und die Straße in einen Fluss verwandelte. Obwohl es früher Nachmittag war, schalteten wir das Licht an. Die Zimmer waren heruntergewohnt, verblichene Tapeten an den Wänden, die alten Dielen waren unter dicken Schichten von Farbe ertränkt.

Jakob und Milan, mit denen ich nach der Besichtigung telefonierte, fanden die Wohnung vielversprechend. Ich spürte, wie sie mir von beiden Seiten in die Flanken stießen. Sie wollten, dass ich diesen Schritt machte. Auch wenn mein Bauchgefühl vehement sein Veto einlegte, reichte ich meine Unterlagen bei der

Wohnungsgesellschaft ein. Abends lag ich auf dem Bett und weinte, und Jakob und ich schickten uns Nachrichten, in denen wir uns sagten, dass wir uns trotz allem liebten, und ich schrieb ihm: *Ja, ich wollte Berlin. Aber ich wollte doch nicht dich nicht mehr.* Und Jakob antwortete: *Wir haben uns doch. Das ist nicht das Ende, es ist ein neuer Anfang!*

Eine Woche später kamen die Vertragsunterlagen für die Wohnung in einem weißen unschuldigen Umschlag. Und dann, einfach so, explodierte alles.

Ich weiß nicht mehr, worum es ging, es war irgendetwas vollkommen Banales, Organisatorisches, das ich dem Wohnungsverwalter in einer Nachricht mitteilen wollte. Etwas so Kleines brachte eine Lawine ins Rollen, eine Lawine, die drei Jahre nicht zum Stehen kam. Jakob hatte mir sein Tablet mitgegeben, damit ich unterwegs leicht und unkompliziert Zugriff auf die Immobilienangebote hatte. Als wir telefonierten, schlug er vor, die Nachricht einfach damit zu schreiben. Ich sträubte mich.

»Aber dann sehe ich doch alle Nachrichten in deinem Account.«

»Nein, nein«, sagte Jakob und erzählte irgendetwas von Zugängen und Passwörtern. Ich tat, was er sagte, und tippte auf das kleine grüne Nachrichtensymbol. Manche Dinge versteht man auf einen Blick. Als sich das Fenster öffnete, brauchte es nicht mehr als wenige Sekunden, bis die Informationen, die meine Augen aufnahmen, von meinem Gehirn verarbeitet worden waren. Ich blickte auf eine nicht enden wollende Liste von Frauennamen. Die Voransicht der Nachrichten ließ wenige Zweifel darüber aufkommen, welcher Art sie waren. Ich sah Herzen und Kussmünder und Worte wie *Schatz* und *Süße* und *wiedersehen*. Ich zwinkerte.

Ich atmete ein und aus. Mein Mund sprach weiter mit Jakob, als wäre nichts passiert. Ich tippte eine Nachricht an die Hausverwaltung. Am anderen Ende der Leitung hörte ich Jakobs Stimme, diese Stimme, die mir immer so vertraut gewesen war. Jakob, der sich die Hörner abgestoßen hatte, der das alles nicht mehr brauchte. Jakob, der beteuert hatte, mich nie anzulügen. Jakob, der Unbekannte. Unter einem Vorwand legte ich auf und starrte auf das leuchtende Display. Ich wusste, dass das falsch war, aber mir war alles egal: Mit zitternden Fingern scrollte ich durch den nicht enden wollenden Strom an Nachrichten, an Kosenamen, an Anzüglichkeiten. Am schlimmsten traf mich eine Nachricht, die er gemeinsam mit einer anderen Frau unterschrieben hatte. *Liebe Grüße, Jakob und Sarah.* Wer war Sarah? Und – wer war Jakob? Ich konnte mich lange nicht bewegen. Saß auf dem Feldbett in Milans leerer Wohnung in einer fremden Stadt, die noch kein Zuhause war, starrte auf das Tablet wie auf ein riesiges Insekt. Da saß ich, gemeinsam mit Jakobs 535 Freundinnen. Es war nicht der Umstand, dass Jakob mit all diesen Frauen geschlafen hatte, der mich so erschütterte – das war ja von Anfang an unser Deal gewesen. Es war die Tatsache, dass er mich belogen hatte, immer und immer wieder, dass er mir das Gefühl gegeben hatte, dass ich Gespenster sah, wenn ich doch einmal misstrauisch geworden war. Es war die Tatsache, dass er gesagt hatte: »Ich weiß doch, dass ich es dir sagen könnte.«

Ich dachte an all die Momente, in denen ich mich wegen Milan in Schuldgefühlen mariniert hatte. Jetzt verstand ich besser, warum Jakob all das hatte tolerieren können – es hatte ihm offenbar ermöglicht, sich selbst die Absolution dafür zu erteilen, seine eigene Wahrheit zu leben. Man sagt, man kann die Vergangenheit nicht ändern, aber das stimmt nicht. Diese große

Lüge änderte die Vergangenheit auf einen Schlag und löschte die Zukunft aus. Es gab gemeinsame Bekannte, die sagten: »Aber ihr hattet doch eine offene Beziehung?«

Sie hatten einfach gar nichts verstanden. Was Jakob und ich in unsere Mitte gestellt hatten, waren Offenheit und Ehrlichkeit. Wir hatten sexuelle Exklusivität gegen Wahrhaftigkeit getauscht. Zumindest hatte ich das gedacht. Aber was Jakob gelebt hatte, war etwas ganz anderes. Es war schnöder, gewöhnlicher Betrug. Es war das, was jeden Tag Hunderten Frauen da draußen passierte, und es war das, vor dem ich mich naiverweise in Sicherheit gewähnt hatte. Statt fortschrittlicher Beziehungsgestaltung hatten wir die ganz alte Nummer durchgezogen, den Klassiker. Nach dem ersten Schock konfrontierte ich Jakob am Telefon mit meiner Erkenntnis, wohl wissend, dass das nichts mehr änderte. Wir waren vorbei, wir waren so was von vorbei.

Wie in Trance unterschrieb ich den Vertrag für die Berliner Wohnung. Bezugsfähig sollte sie erst drei Monate später sein. Wohin so lang? Wiesbaden war keine Option. Jakob gegenüberzutreten schien mir unmöglich. Wie ihn ansehen, wie mit ihm sprechen? Ich blieb vorerst, wo ich war. Nachts träumte ich wirr, dunkle, symbolhaltige Träume, deren Bilder ich mit in die Tage nahm. Ich träumte von unserem Haus in Sonnenberg. Um seinen Giebel tobte ein so gewaltiger Sturm, dass es mir nicht gelang, es zu erreichen, egal wie sehr ich mich gegen den Wind stemmte. Ich schrie Jakobs Namen, aber die tosende Luft schluckte jeden Laut. Einmal träumte ich davon, ihm zu begegnen, ich war rasend vor Wut und Enttäuschung und in diesem Traum schlug ich so lange mit den bloßen Fäusten auf ihn ein, bis Blut aus seinen Mundwinkeln lief und ich voller Reue und Entsetzen auf seinen erschlafften Körper blickte, den ich in den Armen hielt. Als ich frühmorgens im Dämmerlicht aus diesem Traum erwachte, weinte ich dort weiter, wo ich am Vorabend aufgehört hatte. Mein Gesicht war geschwollen, meine Lider brannten. Wie hatte ich übersehen können, dass Jakob und ich nicht nur völlig verschiedene Vorstellungen von einem erfüllten Leben hatten, sondern dass er mich belogen hatte, vorsätzlich und zahllose Male, wie hatte ich das nicht sehen können? Und wenn das alles nur eine große Illusion gewesen war, in der ich mich so sicher gefühlt hatte – was galt dann überhaupt noch auf dieser Welt? Ich wusste nicht einmal mehr, welcher Tag war. Ich hatte meine Periode und starke Schmerzen, deshalb blieb ich einfach liegen. Die Federn in der hauchdünnen Matratze bohrten sich in meinen Rücken, während das Blut langsam aus mir herausfloss.

Ich lag da und atmete und das Atmen tat weh. Während sich mein Blick im Weiß der Zimmerdecke auflöste, hörte ich plötzlich ein knackendes Geräusch. Ich konnte es zunächst nicht zuordnen, aber dann wiederholte es sich. Knack. Knack. Knack. Ich setzte mich auf. Das Geräusch kam von der Fensterbank. Dort stand die Lilie, die ich drei Wochen zuvor im Supermarkt gekauft hatte, an dem Tag, an dem ich in Jakobs Vergangenheit eingebrochen war. Ich hatte sie mitnehmen müssen, diese Pflanze mit den grünen Knospen, hatte irgendetwas mitnehmen müssen, das nach Leben aussah. Drei Wochen lang hatte ich sie gegossen, aber nichts war passiert. In den letzten Tagen hatten die Knospen begonnen, sich zartrosa zu färben, aber sie waren geschlossen geblieben. Als mein Blick jetzt zum Fenster ging, sah ich, dass die Blüten aufgebrochen waren. Das war das Knacken gewesen. Drei Kelche streckten sich dem Licht entgegen. Lange saß ich da und schaute auf die Lilie, die am Fenster stand, stolz, rot, lebendig.

Das Telefon war in dieser Zeit meine Rettungsleine. Ich sprach mit meiner Therapeutin, mit meinen Eltern, meinen Freund*innen, mit Milan. Reden, nur immer weiterreden, damit keine Lücke in den Gedanken entstand, in die all die Verzweiflung strömen konnte. Wenn es ganz schlimm wurde und die Tränen meinen Kopf so wund gemacht hatten, dass ich mir selbst misstraute, half es, die Internetseite des Krisendienstes im Browser geöffnet zu haben. Ich wusste: Im Notfall konnte ich dort anrufen. Es gelang mir nur mit einiger Mühe, mich zu versorgen. Alles, was ich aß, musste weich sein, süß, weich und leicht zu schlucken, Grießbrei, Milchreis, Nudeln mit Zimt und Zucker. Ich glitt geräuschlos durch die Tage, die Zeit rann langsam an mir herab. Milan hatte über das Waschbecken einen Spiegel gestellt, abends begegnete ich darin dem Blick einer Fremden. Ich ließ Wasser über meine Handgelenke laufen und musste an die Worte meiner Stiefmutter denken, mit der ich am Mittag telefoniert hatte.

»Du bist zäh«, hatte sie gesagt. »Du kommst da durch, du gehst nicht kaputt daran.«

Ich sah mich an und sah das Gegenteil von zäh. Niemand nahm mich in den Arm, und manchmal war ich mir auch sicher, hätte es jemand getan, ich hätte mich binnen Sekunden einfach aufgelöst wie Zuckerwatte, die man in Wasser legt.

Entgegen meinen Erwartungen nahm der Schmerz in meinem Inneren nicht ab, sein Stachel hatte Widerhaken und ließ sich nicht so leicht entfernen. Manchmal rief ich Jakob an, dann weinte ich und er hörte zu oder sagte immer wieder leise, wie leid es ihm tat. Bis er eines Tages sagte: »Ich habe jemanden kennengelernt.«

An der Art, wie seine Stimme zitterte, erkannte ich – das hier war etwas anderes als all die Nummern in seinem Telefon. Ich fiel am anderen Ende der Leitung in die Tiefe. Ich war in unserer Ehe so viel allein gewesen und nun war ich auch noch die Einzige, die um ihr Ende weinte. Nach dem Telefonat fand ich mich auf dem Badezimmerboden wieder, mit frischen Schnittwunden am Arm, halb wild vor Schmerz.

Als ich am nächsten Morgen erwachte, hatte ich das Gefühl, dass sämtliche Kraft aus meinem Körper gewichen war. Weiß einbandagiert lag mein Arm auf dem Kopfkissen. Ich fühlte mich schuldig, weil ich wieder keinen anderen Weg gefunden hatte, die inneren Qualen zu lindern, als die Selbstverletzung. Es dauerte lange, bis ich aufstand. Mechanisch setzte ich mir Wasser auf, rührte auf der Kochplatte ein Porridge zusammen. Ich nahm die Schüssel mit in den Garten, in dem ein einsamer Plastikstuhl stand, setzte mich und spülte den Geschmack von Tränen mit heißem, starkem Tee hinunter. Der Himmel lag weit und blau über den Hinterhöfen, Flugzeuge hinterließen Kondensstreifen. Lange starrte ich vor mich hin, ohne mich zu bewegen. Der Haferbrei erkaltete langsam. Im Morgenlicht hatte alles um mich herum eine bestechende Klarheit, die Tristesse der Plattenbauten, die grauen Garagenrückwände, die Gartenparzellen, die Wachstischtücher.

Genauso ungeschminkt lag mein Leben vor mir. Nichts daran konnte oder wollte ich noch beschönigen. Jakob hatte eine neue Freundin. Mein Zuhause war verloren und die Zeit schritt ungerührt voran. Jetzt war ich bar jeder Geborgenheit. Solange ich in meiner unglücklichen Ehe festgesteckt hatte, hatte ich die ganze Zeit über einen seltsamen Deal mit dem Schicksal gehabt – eine

Art magisches Denken, einen Gedanken, der sich bei mir fest-
gesetzt hatte und von dessen Richtigkeit ich immer überzeugt gewesen war: Ich war mir sicher gewesen, dass ich einen Weg aus
dieser ohnmächtigen Situation finden musste, dass diese Korrek-
tur für mein Schicksal absolut notwendig war und dass ich vom
Universum die Gelegenheit dazu bekommen würde, diese Sackgasse zu verlassen. Nun war es geschehen. Ich war vogelfrei. Jetzt
musste ich mein Leben in die Hand nehmen, den Lebenskreis
abschreiten. Ich musste herausfinden, ob ich wirklich dazu in der
Lage war, eigenständig etwas aufzubauen. Die Träume warteten
nicht länger, jetzt musste ich sie umsetzen, auch auf die Gefahr
hin, dass ich scheiterte. Die Schonfrist war vorbei.

Ich trödelte nicht. Inmitten dieser emotionalen Karambola-
ge stellte ich meinen ersten Gedichtband zusammen. Ich wollte
ihn unbedingt bei einem Selfpublisher-Award einreichen. Irgendwie schaffte ich es, die Texte in einem Copyshop ums Eck ausdrucken zu lassen und den noch warmen Stapel Papier zurück in
die Wohnung zu tragen. Ich setzte mich in ein leeres Zimmer und
breitete die Gedichte um mich herum aus, ein Meer aus weißen
Rechtecken, durcheinandergewürfelte Teile meiner Vergangenheit. Tagelang schob ich die Blätter hin und her, ordnete, sortierte, versuchte, alles in einen angenehmen Lesefluss zu bringen, der
zwischen Heiterem und Tragischem genug Luft zum Atmen ließ.

Vielleicht wäre mir alles nicht so umfassend entglitten, wenn
ich in eine sichere, in eine neue Beständigkeit mit Milan gefunden
hätte. Dann hätte ich mich vielleicht einigermaßen schnell erholt,
auch aus Trotz und Lebenswillen. Hätte den Schmerz mit etwas
Neuem überdeckt, hätte gewusst, dass es sich dafür gelohnt hatte,
alles hinter mir zu lassen. Mein Traum, doch noch eine Familie
zu gründen, flackerte wieder auf, und Milan träumte ihn mit mir.

Überhaupt, mit ihm wollte ich alles besser machen. Wir telefonierten täglich, oft bis spät in den Abend hinein. Milan fragte mich, bevor er mit anderen Frauen schlief. Das war das, was ich mir gewünscht hatte: Offenheit und Transparenz. Bestand Romantik jetzt daraus, dass man sich von seinen sexuellen Erlebnissen erzählte? Es fühlte sich intim an und gefiel mir besser als das, was die Gesellschaft unter Romantik verstand. Ich erinnerte mich an eine Szene in *I Love Dick*, dem Buch von Chris Kraus, in dem sie ihre Ménage-à-trois mit ihrem Ehemann und einem seiner Kollegen, Dick, literarisch verarbeitet: Chris und ihr Mann sitzen auf dem Wohnzimmerboden und schreiben Briefe an Dick, in den sich Chris bei einem gemeinsamen Abendessen verliebt hat. Das übliche Eifersuchtsdrama bleibt aus, stattdessen übersetzen die beiden ihre Gefühle in eine Art künstlerischen Ausdruck, in einen Briefwechsel. Sie hören einander zu, ohne sich selbst ständig ins Bild rücken zu müssen. Sie achten die Fantasien des anderen, sie stehen zu ihren Bedürfnissen. Für mich beinhaltete diese Szene mehr Liebe als alle Disneyfilme zusammen. Vielleicht konnte ich mit Milan endlich das leben, was Jakob und mir nicht gelungen war?

Aus Berlin fuhr ich zu ihm nach Braunschweig. Ich wollte ihm bei seinen Umzugsvorbereitungen helfen. Als ich aus dem Zug stieg, stand Milan schon am Gleis. Er nahm mich in den Arm, aber irgendetwas war falsch. Ich kam nicht wirklich bei ihm an, wir glitten um wenige Millimeter an dem Wohlgefühl vorbei, das uns bisher verbunden hatte. Wir verhakten uns ineinander und irgendwie hielt es, aber nur provisorisch. Das ersehnte Ankommen im Anderen fand nicht statt. Er übernahm meinen Koffer, griff nach meiner Hand und ich lief neben ihm her durch die fremde Stadt, verwirrt, verschwitzt, ich blickte zu ihm hoch, aber sein Blick ging meistens geradeaus.

Milan sagte, ich sollte mich wie zu Hause fühlen. Aber ich fühlte mich nicht wie zu Hause. Ein Schatten war über ihn gezogen, verdunkelte seine Gesten, sein Trost hatte etwas Pflichtbewusstes, sein Lächeln wirkte gequält. Wenn ich etwas falsch machte oder unsicher war, wie ich mich in seiner Wohnung bewegen sollte, reagierte er gereizt. Irritiert tastete ich ihn ab, suchte die Ursache, fand nichts Eindeutiges. War es eine Depression? Milan schob es auf die Arbeit, auf den Stress, den Umzug, die Schmerzen im Bein, die ihn nach einer Sportverletzung quälten. Jeden Tag verabschiedete ich ihn mit einem Kuss zur Arbeit und hoffte, dass der Mann, der abends zur Tür hereinkam, wieder der sein würde, mit dem ich ein Jahr zuvor diesen wundervollen Sommer in Wiesbaden erlebt hatte. Manchmal trat das ein, meistens nicht. Reflexartig suchte ich den Grund dafür bei mir – begeisterte ich ihn nicht mehr? War ich nicht aufmerksam, nicht liebevoll, nicht aufregend genug? Die emotionalen Wechselbäder, durch die Milans schwankendes Gemüt mich schickte, konnte ich in meinem angeschlagenen Zustand nicht besonders gut abfedern. An fast allem, was ich tat oder nicht tat, hatte er plötzlich etwas auszusetzen. Das Dauerfeuer seiner Kritik verunsicherte mich tief. Er strahlte eine Wut, eine ungeheure Härte aus. Nach einigen Tagen wurden unsere Auseinandersetzungen so heftig, dass ich mit meinem Bettzeug ins Wohnzimmer umzog. Dort lag ich auf dem Sofa und konnte nicht einschlafen. Ich hatte furchtbare Angst vor der Zukunft. Wie sollte ich mit diesem Mann etwas aufbauen, das Halt gab? In meiner Not schickte ich Jakob eine Nachricht, schrieb ihm, was in Braunschweig passiert war. Kurz lag ich im Zimmer in der Dunkelheit und wartete, dann leuchtete mein Handybildschirm auf. Jakob schrieb: *Komm nach Hause.*

Verstört und verängstigt saß ich tags darauf im Zug nach Wiesbaden. Jakob wartete am Bahnhof. Als wir uns im Strom der Reisenden erblickten, fingen wir beide an zu weinen. Er war so ganz anders, als ich ihn in Erinnerung gehabt hatte, weicher, trauriger, liebevoller. Es berührte mich, ihn zu sehen. Lange und fest schlossen wir uns in die Arme, sein Körper war warm, sein Herz war warm, ich spürte es an meiner Wange schlagen. Unserer grundsätzlichen gegenseitigen Zuneigung konnten wir uns immer sicher sein. Sie lag zwischen uns, massig, schwer, unverrückbar. Wir waren als Paar gescheitert, aber unsere Liebe füreinander überdauerte das Ende unserer Ehe. Diese Geborgenheit war es gewesen, die mich Jakob fünf Jahre zuvor hatte heiraten lassen. Diese unumstößliche Geborgenheit war es, die es mit Milan, das ahnte ich wohl, nicht geben würde.

Wieder in meinem alten Zuhause zu sein, beruhigte zunächst meine Nerven. Vertraute Gerüche. Das Geräusch der oberen Treppenstufe, die knarzend nachgab, wenn ich nachts in die Küche ging, um mir ein Glas Milch zu holen. Die Kirchenglocken. Der Nachbar, der seinen Hund beim Namen rief. Meine Seele ließ sich erleichtert in den bekannten Klangteppich hineinsinken. Und trotzdem war nichts mehr wie früher. Ich packte die Hälfte der Teller ein, die Hälfte der Müslischalen, die Hälfte der Bettwäsche. Mein ganzes Leben schien nur noch aus Hälften zu bestehen. Ich wollte, dass Jakob mit mir trauerte, aber er entschwand Abend für Abend zu seiner neuen Liebe; und ich telefonierte mit Freundinnen, während meine Katzen in die Umzugskartons sprangen, die sich in allen Zimmern stapelten. Vor mir lag der Abschied von dem ersten Ort, der in meinem Leben wirklich eine Heimat gewesen war. Und vor mir lag der Abschied von den Menschen, die mir in den vergangenen Jahren dabei geholfen hatten, meinen Weg zu finden. Wiesbaden zu verlassen bedeutete auch, meiner Therapeutin Lebwohl zu sagen. Von allen meinen Therapeut*innen war sie die mütterlichste. Nach besonders intensiven Stunden hatte sie mich manchmal umarmt. Ihre Energie war ähnlich wie die von Jakob, ein unermüdliches Gut-Zureden, ein Rückversichern, ein sanftes Anschubsen in die richtige Richtung. Und immer wieder das Auflesen und Aufrichten, wenn ich mir bei meinen Ausflügen hinter die Grenzen der Angst blaue Flecken holte. Seit dem offiziellen Therapieende hatte ich sie alle paar Wochen zu einer Nachsorgesitzung gesehen, die sich noch über die Kasse abrechnen ließ.

Meine vorletzte Stunde fand an einem heißen Hochsommertag statt, schwül stand die Luft im Zimmer. Meine Therapeutin saß mir gegenüber in dem schwarzen Ledersessel, an den Wänden die Bilder ihrer Reisen in die Wüste, in der Ecke die Meditationskissen, all das war ein so vertrauter Anblick. Mir war weh ums Herz. Wir hatten einen Teil der Wegstrecke gemeinsam erlebt und durchwandert. Ihre Stimme war zu einer Ratgeberin in meinem Kopf geworden, von der ich immer wusste, was sie mir sagen würde, auch wenn ich gerade nicht bei ihr saß.

»Sie haben sich langsam vorgetastet«, fasste sie zusammen. »Sie haben sich Schritt für Schritt vorgewagt, Sie haben in Berlin probegewohnt, dann kamen Sie noch mal zurück. Aber hier geht es nicht mehr. Sie sind bereit für etwas Neues.«

Wir schwiegen eine Weile. Licht fiel durch die heruntergelassenen Jalousien. Ich fühlte mich müde und schloss kurz die

Augen. Ich weiß nicht, was es war, die Schwüle, die Schwäche der durchweinten Nächte oder einfach nur ein Zeichen dafür, dass ich langsam, aber sicher verrückt wurde, aber ich hatte plötzlich einen kurzen Tagtraum. Darin kam eine Löwin ins Behandlungszimmer. Sehr höflich, durch die Tür, ohne viel Getöse. Machtvoll, groß, von kräftiger Statur. Ihr senfgelbes Fell schimmerte im fahlen Nachmittagslicht, kurz blieb sie neben meinem Stuhl stehen, der Widerrist auf der Höhe meines Kopfes. Sie war riesig. Mit einem bedächtigen Schnauben ließ sie sich neben mir nieder. Schlug mit dem Schwanz zwei lästige Fliegen weg und legte sich bäuchlings hin, ohne einen Ton von sich zu geben. Wenn ich die Finger ausstreckte, konnte ich ihren warmen Leib berühren. Ich öffnete die Augen, sie war verschwunden, aber ihre Nachricht war unmissverständlich: *Ich bin hier. Ich weiche nicht von deiner Seite.*

Die letzten Wochen vor dem großen Umzug befand ich mich in einer Art Schwebezustand. Ich wusste, er war notwendig, aber er fühlte sich immer noch unmöglich an. Wie lange es dauert, bis sich der Mut angesammelt hat, den man braucht, um etwas loszulassen, das man liebt, aber mit dem man nicht glücklich werden kann. Jakob und ich versicherten einander, dass wir uns nicht verlieren würden; und ich glaubte daran, aber das, was wir die letzten Jahre gelebt hatten, war unwiederbringlich vorbei. Mich beim Finanzamt als *getrennt lebend* zu melden, mir eine eigene Steuerberaterin und eine eigene Wohnung zu suchen, das war die nüchterne Logistik unserer Trennung. Lange Zeit war alles, was auf unsere Ehe folgte, ein Danach, das sich immer noch auf das bezog, was einmal gewesen war und dann nicht mehr.

Meine Therapeutin schenkte mir in unserer letzten Sitzung einen Talisman für das neue Berliner Domizil – einen

Schlüsselanhänger, gelbe und braune Glasperlen, aufgefädelt auf Draht. Zusammen ergaben sie die Form eines Löwen. Ich war sprachlos – von meiner Krafttiervision hatte ich ihr gar nichts erzählt.

Der Tag des Umzugs, ein Samstag, er ist mir noch so präsent. Schwer und bedeutsam liegt er zwischen anderen Erinnerungen. Jakob war schon fort, wir hatten uns am Freitagnachmittag verabschiedet, das letzte Bild von uns, im Türrahmen, Stirn an Stirn. In der Nacht fand ich nur wenig Schlaf. Milan war da, aber ich konnte mich nicht neben ihn legen, die letzte Nacht im alten Zuhause wollte ich allein verbringen, also lag er oben im Bett und ich unten auf dem Sofa. Der Mond schien hell ins Zimmer und ich starrte lange in den halb leeren Raum.

Als der Morgen graute, kamen die Umzugshelfer und wir luden alles, was ich mitnehmen wollte, in den weißen Sprinter vor der Tür. Im Hof nahm ich Abschied von meiner besten Freundin, dann stieg ich zu Milan in die Fahrerkabine. Als wir aus der Straße fuhren, der schmalen Straße mit der kleinen Kirche, brachte ich es nicht fertig, noch einmal zurückzuschauen.

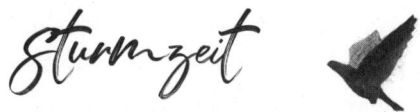

Irgendwo auf der Strecke zwischen Wiesbaden und Berlin passierte es dann: Ein Teil meiner Seele stieg einfach aus dem Auto. Die Veränderung war zu gewaltig. Als ich Jakob auf dem Standesamt das Ja-Wort gegeben hatte, hatte ich das Gefühl geheiratet, dass ab jetzt immer jemand für mich da sein würde, eine Sicherheit, die ich als Kind schmerzlich vermisst hatte. Diesen Halt zurückzulassen, überstieg offenbar meine seelischen Kapazitäten. Die Antwort meiner Psyche auf diese Überbelastung waren Depersonalisationszustände.

Depersonalisation, kurz DP, bezeichnet einen Zustand der Selbstentfremdung. Das Gefühl für die eigene Person, das eigene Bewusstsein ist beeinträchtigt oder wird vorübergehend verloren. Betroffene fühlen sich unwirklich, »nicht richtig da«, haben das Gefühl, neben sich zu stehen. Der eigene Körper wirkt fremd, die eigene Stimme klingt wie die eines anderen Menschen. Psycholog*innen sagen, dass fast jeder Mensch diese kurzen Störungen des Ich-Gefühls im Laufe seines Lebens erlebt, ihnen aber in der Regel keine besondere Bedeutung zumisst. Besteht das Gefühl der Entfremdung dauerhaft, wird es als Depersonalisationssyndrom bezeichnet. Häufig, aber nicht immer, besteht zusätzlich zur DP auch eine Derealisation, kurz DR. Bei der DR bezieht sich das Gefühl, dass etwas nicht stimmt, dass etwas plötzlich grundlegend anders ist, auf die Umgebung: Die Umwelt kann zu groß, zu klein, verzerrt, wie hinter Milchglas oder flach wie eine 2-D-Kulisse wirken. Beide Phänomene zusammen werden abgekürzt als DPDR. Im Gegensatz zu einer wirklichen Wahnvorstellung ist den Betroffenen bei einer DPDR klar, dass sie noch da sind und real sind. Nur das Gefühl passt nicht mehr dazu. Es ist wie eine Schablone, die um wenige Millimeter verrutscht, und dieses Gefühl ist so falsch, so seltsam, dass es die ganze eigene Wahrnehmung infrage stellt.

Manche Menschen neigen grundsätzlich dazu, diesen Zustand öfter zu erleben als andere, und auch in meinem Fall war das so. Schon als Teenager hatte ich diese seltsamen Zustände hin und wieder erlebt, allerdings immer nur ein paar Sekunden lang. Sie waren mir nicht besonders bedrohlich erschienen, ich hatte sie schnell wieder abschütteln können. Nun kam die DP mit aller Macht zurück und wurde von derart massiven und plötzlichen Angstgefühlen begleitet, dass ich sicher war, jetzt endgültig den Verstand zu verlieren.

Fast alle Menschen, die an DPDR leiden, empfinden den Beginn der Erkrankung als Zäsur. Sie teilt das Leben in ein Davor und ein Danach. So ging es auch mir. Wie konnte es so etwas Schreckliches geben? Wie sollte ich je wieder in die Normalität zurückfinden? Würde ich mich jetzt für den Rest meines Lebens so fühlen und – war das überhaupt noch ein Leben? In Berlin angekommen, begann ich mit der ängstlichen Selbstbeschau, dem konstanten Monitoring meines Ich-Gefühls. Jedes Mal, wenn ich über meinen Zustand nachdachte, depersonalisierte ich postwendend. Ich konnte mich stundenlang in dieser Gedankenschleife aufhalten, die regelrecht zwanghafte Züge annahm. Die Erschütterung des so fest geglaubten Ich-Gefühls führte zu verstärkter Selbstbeobachtung, die Selbstbeobachtung führte zu verstärkten Entfremdungsgefühlen und immer so weiter. Meine größte Angst bestand darin, dass sich eines Tages meine Seele komplett von meinem Körper lösen könnte, auch wenn mein Verstand natürlich wusste, dass das nicht möglich war. Ich sah mich schon in einer weiß gekachelten Gummizelle, isoliert und weggesperrt, unfähig, mich mitzuteilen oder zu sagen, wer ich war. Wenn ich an diesem Punkt der Katastrophenfantasie angelangt war, verfolgten mich Gedanken an Suizid wie eine dunkle Wolke. Es schien der einzige Ausweg zu sein, auch wenn ich nicht einmal sicher war, wie sich jemand, der gar nicht richtig da war, umbringen sollte. Nur wenige Momente waren jetzt noch DP-frei. Als mein Gedichtband tatsächlich für den Selfpublisher-Preis nominiert wurde und ich zur Buchmesse nach Frankfurt reiste, depersonalisierte ich kein einziges Mal. Ich war im Trubel so abgelenkt, dass ich für die Selbstbeobachtung schlichtweg keine Zeit hatte.

Der Hauptauslöser für meine DP war meine Einsamkeit. In der sozialen Interaktion mit anderen nahm sie deutlich ab oder verschwand ganz. Sobald ich Menschen um mich hatte, allein schon, wenn ich auf dem Balkon stand und meine Nachbar*innen mich durch ein Fenster hätten sehen können, nahmen die Symptome ab. Ich schien eine ständige Rückversicherung von außen zu brauchen, dass ich da war, dass ich existierte. Besonders hart war die Zeit nach Sonnenuntergang, in der nur wenige Menschen auf den Straßen unterwegs waren und ich mich in den Fensterscheiben spiegelte, wenn ich durch die Wohnung ging – in den Spiegel zu schauen, das löste jedes Mal das DP-Gefühl aus. Weil ich immer weniger allein sein konnte, wurde ich in der Phase nach dem Umzug sehr abhängig von Milan. Wenn er im Streit die Wohnung verließ oder eine Verabredung nicht zustande kam, geriet ich vollends in Panik: Ich durfte nicht allein sein, er musste kommen! Die DP trug dazu bei, dass ich in der Beziehung in immer kindlichere Verhaltensmuster rutschte und bereit war, fast alles zu ertragen, nur damit Milan bei mir war oder ich nicht über Nacht allein sein musste.

Unsere Dynamik war mittlerweile kräftezehrend, ein ständiger und abrupter Wechsel zwischen Nähe und Distanz. Die Auseinandersetzungen waren so heftig, dass ich mich vor den Nachbar*innen schämte. Sie mussten durch die papierdünnen Wände alles mitbekommen, meine außer mir vor Verzweiflung gebrüllten Bitten, mein Weinen, mein Wimmern. Liebe und Wärme in unserer Bindung waren wie ein defekter Wasserhahn, entweder schossen sie kochend heiß heraus und verwandelten den Raum zwischen uns in eine Höhle voller dichtem, warmem Nebel, in dem wir uns aneinanderdrängten, mit Zärtlichkeiten überschütteten und in dem unsere Lippen aneinanderhingen. Oder unsere Beziehung war ein Eisbecken, ein Schlachthaus, ein Kühlraum, in dem alles erstarb und erstarrte und in dem ich verzweifelt an Milans Arm rüttelte und ihn zu erreichen versuchte, aber seine Augen starrten in die Ferne, auf irgendetwas anderes gerichtet, kalt, hart, als hätten sie nie voller Wärme auf mich heruntergeblickt. In diesen Eiszeiten ging ich langsam kaputt. Der Schock des Temperatursturzes war jedes Mal so groß, dass ich kaum mehr atmen konnte. Neben diesem gewaltigen Schauspiel verblasste alles andere, die Arbeit, das Schreiben, selbst Menschen, die mir wichtig waren, hatten nur noch Komparsenrollen. Milan war alles, worum ich mich drehte, ich erniedrigte mich, ich bettelte um seine Liebe, aber je mehr ich bettelte, umso härter wurde sein Gesicht. Abends lag ich weinend neben ihm.

Alles, was das in ihm auslöste, waren Rückzug, Verachtung und Wut.

Ich begann, im Internet zu recherchieren, suchte nach Lösungen, nach Parallelen, las viel über toxische Beziehungen. Aber Milan überzeugte mich immer wieder davon, dass es vor allem meine psychischen Erkrankungen waren, die unsere Beziehung allmählich zersetzten. Seine Kälte sei doch nur die Reaktion auf mein falsches Verhalten. Alles Schöne, meinen Traum von einer Familie, all das könne ich doch haben, wenn ich nur endlich beginnen würde, mich besser zu verhalten. Ich war so verzweifelt, dass ich ihm glaubte. Meine Abhängigkeit von ihm war so stark, dass ich auch dann nicht ging, als er immer aggressiver wurde, mich aus dem Auto schmiss oder aus der Wohnung. Wenn er in einer seiner Wutphasen war, erinnerte nichts mehr an den charmanten, liebevollen Mann, der mich zwei Jahre zuvor in Wiesbaden besucht hatte. Nach diesem Milan hatte ich eine unstillbare Sehnsucht, für diese Erinnerung hielt ich aus, wartete, hoffte darauf, dass es wieder so werden konnte. Aber er explodierte in immer kürzeren Abständen. Immer wieder unternahm ich Versuche, mich so zu verhalten, dass er keinen Grund hatte, sich aufzuregen. Ich verstand damals nicht, dass das ein hoffnungsloses Unterfangen war.

Mein Kalender aus dieser Zeit – die Chronik eines Zusammenbruchs. Statt Kaffee oder Kino standen in den kleinen Rechtecken in meiner Kalender-App jetzt *Krisendienst* oder *Psychiater*. Weil ich durch meine dauernden Angstzustände nicht mehr in der Lage war, neue Aufträge an Land zu ziehen, musste ich schließlich zum Arbeitsamt. Obwohl die Sachbearbeiterin, die mir half,

den Antrag auf Hartz-IV-Aufstockung für Selbstständige aus-
zufüllen, sehr nett war, fühlte ich mich elend. Wenn ich in den
schlecht beleuchteten Gängen auf den Plastikstühlen saß und auf
meine Termine wartete, hatte ich das Gefühl, am Tiefpunkt angekommen zu sein. Ich hatte von einer neuen Zukunft geträumt,
von einer Familie, von Berlin. Und was hatte ich jetzt? Einen
nicht enden wollenden Albtraum.

Als sich mein Zustand mehr und mehr verschlechterte, wagte
ich endlich den Gang zum Berliner Krisendienst. Zunächst
fühlte es sich an wie ein weiterer trauriger Tiefpunkt. Aber
ausgerechnet dieser Sonntagnachmittag setzte eine Kette von
Ereignissen in Gang, die den Weg zu neuen Diagnosen und
Behandlungsmethoden freimachte, von denen ich in den kom-
menden Jahren massiv profitierte. Heute bin ich so dankbar
dafür, dass ich mich an diesem regnerischen Tag im November überwunden habe, auf den Klingelknopf unter dem blau-
weißen Logo zu drücken. Im Gespräch mit dem Mitarbeiter redete ich mir meine Ängste von der Seele. Gemeinsam erwogen
wir, warum mich die Situation so belastete und welche nächsten Schritte am sinnvollsten waren. Es tat gut, die Sorgen mit
einem anderen Menschen zu teilen. Nachdem wir eine Weile
gesprochen hatten, verließ er kurz das Zimmer und kam mit
einem Zettel zurück.

»Das ist die Nummer der Kassenärztlichen Vereinigung Berlin. Melden Sie sich dort für die psychotherapeutische Sprechstunde. Innerhalb von vier Wochen müssen die Ihnen einen
Termin geben. Das ist erst mal nur eine Bestandsaufnahme –
meistens haben die Therapeuten, die das anbieten, selbst keine
freien Plätze. Aber sie entscheiden, ob und welche Therapie

Ihnen helfen könnte. Und bis dahin ...«, er zückte seinen Kalender, »sehen wir uns noch zweimal. Einverstanden?«

Ich nickte. Ich war erleichtert. In meinem Zustand der Orientierungslosigkeit nicht mehr ganz allein navigieren zu müssen, war genau die Unterstützung, die ich brauchte. Schließlich brachte mich der Mitarbeiter zur Tür, sah mir fest in die Augen und sagte: »Wenn es Ihnen akut schlechter geht – zögern Sie nicht und melden Sie sich!«

Ich versicherte, das zu tun. Dann verließ ich die Zweigstelle des Krisendienstes mit zwei Folgeterminen, einer Telefonnummer und meinem Pfefferminzöl in der Manteltasche.

Zwei Wochen später fuhr ich zu einem Therapeuten nach Berlin-Lichtenberg, der mir von der Kassenärztlichen Vereinigung zugeteilt worden war. Es ist seltsam, sich jemand völlig Fremdem einfach so zu öffnen. Ein bisschen fühlt es sich so an, wie in einem Beichtstuhl fern der Heimat niederzuknien und einer gesichtslosen Person einen tiefen Einblick in die eigene Seele zu gewähren, wohl wissend, dass man sie nie wieder sprechen wird. Ich erzählte ihm von meinen Selbstverletzungen, meiner toxischen Beziehung, der Trennung von Jakob, der DP und den Suizidgedanken. Der Therapeut hörte zu, nickte, stellte die eine oder andere Rückfrage und sagte dann: »Na ja, in Ihrem Fall wird ja sicherlich schon einmal der Begriff Borderline gefallen sein.«

Ich starrte ihn an.

»Äh – nein?«

»Oh«, sagte er, »das wundert mich aber.«

Ich wunderte mich auch. Meine psychotherapeutische Historie war schließlich beachtlich – das sollte ja wohl mal jemandem aufgefallen sein! Dass das nicht der Fall gewesen war, lag eventuell auch daran, dass ich mir vor vielen Jahren angewöhnt hatte, das Ausmaß meiner emotionalen Abstürze selbst in meinen Therapien zu verschleiern. Der Sprechstundentherapeut empfahl mir jedenfalls, diesem Verdacht nachzugehen.

Als ich die Praxis verließ, googelte ich die Erkrankung und war empört. Borderline fiel unter die Persönlichkeitsstörungen – wie das klang: *Hallo, guten Tag, ich habe eine vollkommen gestörte Persönlichkeit!*

Im ersten Moment erschien mir das wie eine seelische Bankrotterklärung. Matthias Michal beschreibt in seinem Buch über DPDRP, diese erste Abwehrreaktion von Betroffenen sei sehr typisch, auch weil der Begriff Persönlichkeitsstörung bei den meisten Menschen ein »demoralisierendes Gefühl«[6] auslöst, nämlich das, »bis in den Grund der Persönlichkeit gestört« oder »kaputt« zu sein. Dabei bedeute der Begriff lediglich, dass es sich bei der vorliegenden Krankheit um »über Jahre bestehende Verhaltens-, Gefühls- und Denkmuster handelt«, die das private und berufliche Leben beeinträchtigen. Diese Muster kennen auch gesunde Menschen – aber nicht in dieser Intensität und Dauer, die einen hohen Leidensdruck mit sich bringen. Etwa zehn Prozent der Allgemeinbevölkerung leiden an einer Persönlichkeitsstörung, wie zum Beispiel der Borderline-Störung.

Um die Diagnose »Borderline« festzustellen, müssen in einer ausführlichen professionellen Diagnostik mindestens fünf der folgenden neun Kriterien festgestellt werden:

1. Vermeiden von Alleinsein und Verlassenwerden.
2. Selbstverletzungen und/oder Suizidandrohungen oder -ausführungen.

3. Emotionale Instabilität – die Stimmung wechselt oft mehrmals täglich zwischen extremem Hochgefühl und tiefer Niedergeschlagenheit und Verzweiflung.
4. Intensive und instabile zwischenmenschliche Beziehungen, in denen oft einzelne Handlungen von vorher idealisierten Bezugspersonen ein tiefes Gefühl von Enttäuschung auslösen, das sogar zum Beziehungsabbruch führen kann.
5. Starke und leicht auslösbare Wut und Reizbarkeit.
6. Ein chronisches Gefühl von Leere und Langeweile.
7. Vorübergehende paranoide Vorstellungen oder dissoziative Symptome.
8. Starke Impulsivität in potenziell schädlichen Bereichen.
9. Ein instabiles Selbstbild.

Als ich das erste Mal auf diese Liste der Symptome blickte, war ich hin- und hergerissen. Einerseits fand ich die Vorstellung, endlich einen Namen zu haben für dieses tägliche Auf und Ab, diese Flut an neuen Ideen und die ihnen folgende Leere, ungemein erleichternd. Erklärte das endlich, warum meine Seele trotz all der Therapie nicht zur Ruhe kam? Andererseits wollte ich nicht »emotional instabil« sein, das war psychisch erkrankt in hässlichster Form, das klang anstrengend und sperrig.

Christiane Tilly und Andreas Knuf schreiben in *Borderline – das Selbsthilfebuch* darüber, dass viele Betroffene über Jahre die Vorstellung hegen, sie könnten aus diesem »Theaterstück« ihrer eigenen überschäumenden Gefühle doch bestimmt aussteigen, wenn sie nur wollten. Auch ich hatte das manchmal gedacht, wenn ich mir dabei zusah, wie ich abrutschte und ein Teil von mir den Kopf über mich schüttelte. Aber wenn ich einen ehrlichen Blick zurück auf mein Leben warf, dann gelang es mir nicht, diese Sache unter Kontrolle zu bekommen. Jedes rauschhafte Glück hatte sein negatives Echo im Gepäck, jede Begeisterung verflachte jäh zu einer müden Welle, die im Sand versickerte. Manchmal ging das mehrmals täglich so hin und her. Wenn ich traurig war, war ich nicht einfach nur traurig, ich erklärte alles für sinnlos und mein Leben für verwirkt. Ich war es, um die sich ihre Eltern sorgten und die, wenn sie in einer Krise war, von ihrem sozialen Netz liebevolle Kontrollanrufe bekam, mit denen sich meine Freund*innen versicherten, dass ich keinen Mist baute. Für alle anderen war es keine große Überraschung, ich schien es als Letzte zu bemerken: Ich war emotional instabil. Das war Fakt.

Nachdem sich diese Erkenntnis etwas gesetzt hatte, entschied ich mich, als Sofortmaßnahme sechs Wochen in eine Tagesklinik zu gehen, die ich fußläufig erreichen konnte. Das Therapieangebot war überschaubar, aber der geregelte Tagesablauf tat mir gut. Außerdem nutzte ich die Klinik, um der Borderline-Verdachtsdiagnose auf den Grund zu gehen. Nach einer Reihe diagnostischer Interviews lautete das Resümee der Ärzt*innen: Ja, sie attestierten mir eine Borderline-Erkrankung in mild ausgeprägter Form bei gleichzeitig noch vielen gut funktionierenden Anteilen. Später nannte ich das auf meinem Blog oft »stilles Borderline« – viele Betroffene verfügen über ausreichend funktionierende Kontrollmechanismen, die verhindern, dass all die heftigen Impulse ausagiert werden, im Inneren aber leiden sie stark unter der störungstypischen emotionalen Instabilität. Im Anschluss an die Klinik begann ich eine DBT-Therapie, eine Dialektisch-Behaviorale Therapie, die speziell auf die Borderline-Persönlichkeitsstörung zugeschnitten ist. Bei dieser Form der Verhaltenstherapie geht es einerseits darum, zu lernen, die eigenen Emotionen und Probleme zu verstehen und ernst zu nehmen, gleichzeitig aber nicht darin zu versinken, sondern sich einen Spielraum zu erarbeiten, in dem Lösungsansätze gefunden und notwendige Veränderungen umgesetzt werden können. Außerdem geht es darum, die akuten Krisen abzumildern. Starke Anspannung soll möglichst nicht mehr durch selbstverletzendes Verhalten reduziert werden, sondern mithilfe von Skills oder Krisengesprächen mit den Behandler*innen abgefedert werden. Für die Sitzungen protokollierte ich meine Krisen, und mein Therapeut und ich arbeiteten daran, Auslöser zu identifizieren und nach Auswegen zu suchen. Nicht mehr ganz allein im Kampf mit meinen überschäumenden Emotionen zu sein, machte mir Mut.

Noch im Winter versuchte ich das erste Mal, mich von Milan zu trennen. Ich flüchtete zu meiner Mutter nach Frankfurt. Die legte mir Bücher über Beziehungsabhängigkeit auf den Nachttisch. Ich las ein bisschen. Ich weinte und schlief viel. Meine Mutter kochte mir mein Lieblingsessen, wir besuchten meine Oma, ich lief über all die Plätze und Straßen, die ich aus meiner Kindheit kannte. Das tat gut, ich spürte eine alte Kraft in mir wieder aufflammen, die ich in der Beziehung mit Milan fast ganz verloren hatte. Ich war doch mal jemand anderes gewesen. Ich hatte ihn doch nicht immer schon auf so ungesunde Weise gebraucht. Milan bekam unterdessen Angst, mich zu verlieren. Er gelobte Besserung und begann eine Therapie. Alles, was er getan habe, und seine verbalen Ausfälle seien unverzeihlich. Es würde nie wieder vorkommen. Ich glaubte ihm. Und ging zu ihm zurück. Die Psychotherapeutin Bärbel Wardetzki erklärt in einer WDR-Doku über toxische Beziehungen, warum viele Frauen emotionalen Missbrauch in Beziehungen so lange ertragen und warum ihre Hoffnung darauf, dass sich doch noch alles zum Guten wendet, immer wiederkehrt: »Ein Grund ist (...) die enorme Selbstwertstärkung durch die anfängliche Verführung und auch durch die immer wiederkehrende Verführung, im Sinne von ›der charmanteste Mann, den ich jemals gefunden habe‹. Das bindet vor allen Dingen dann, wenn diese Verführung immer wieder durch Entwertung abgelöst wird. So ein Verhalten wird dann sehr, sehr stabil. Die Frauen können ganz schwer darauf verzichten, weil sie immer das Gefühl haben, er könnte ja wieder so werden. Also ein Hoffnungsmechanismus ist da, es soll wieder so werden wie am Anfang und er kann ja auch so wunderbar sein.«[7]

Genau diesen Hoffnungsmechanismus und seine Kraft erlebte ich mit Milan. Es war nicht immer schrecklich, es war abwechselnd wunderbar und zerstörerisch. An den guten Tagen waren wir schwerelos. Dann war Milan meine Muse, mein intellektueller Sparringspartner, der mit mir Poesie, Literatur und Sprache teilte, der meine Gedichte las, der die Leidenschaft, die ich für Worte hegte, wirklich verstand. Ich erkannte erst nach vielen Jahren, dass es diese Seite in all ihrer Herrlichkeit nur gab, *weil* es die andere, die verheerende Seite gab. Der Himmel war ohne die Hölle nicht zu haben. Es war die Aufwärtsbewegung, die Schwung holen musste aus den Tiefen von Wut, Verachtung und Liebesentzug. Lange Zeit entschuldigte ich Milans Verhalten damit, dass auch er eine schwierige Kindheit gehabt hatte. Glaubte, dass wir auf die gleiche Weise verloren waren – gleich kaputt, auf dieselbe Art versehrt. Wir waren nie satt. Etwas in uns war immer auf der Suche, seit unserer Kindheit, auch jetzt noch. Die tief sitzenden Gefühle von Mangel und Leere, die uns anzutreiben schienen: In meinen Augen waren sie es, die uns einander ähnlich machten. Auch wenn ich sie nicht mochte, auch wenn das keine lebensbejahenden, positiven Kräfte waren. In unseren Abgründen erkannten wir einander. Und wann immer ich Milan unausstehlich fand, zu wütend, zu gierig, zu wild, sagte eine leise Stimme in mir, dass ich all das auch war und dass ich kein Recht darauf hatte, etwas anderes vom Leben einzufordern. Für eine gesunde Partnerschaft, für einen Mann, der einen Bausparvertrag und einen Labrador hatte und der damit zufrieden war, wirklich zufrieden, fühlte ich mich viel zu kaputt. Und ich akzeptierte zugunsten dieser gefühlten Seelenpartnerschaft, dass die Beziehung mir immer mehr Kraft raubte. Unsere Streitgespräche verkamen zu Verhören. Milan ließ mich den Sachverhalt so oft wiederholen, bis ich nicht mehr wusste, wo oben und unten war. Vor lauter Angst verstrickte ich mich in Widersprüche. Und er schaffte es, jede Auseinandersetzung so darzustellen, dass am Ende ich die Schuldige war. Schließlich war doch ich die mit der Persönlichkeitsstörung, die zu Therapien und in Kliniken ging, und es war doch nur mein falsches Verhalten, das ihn die Beherrschung verlieren ließ. Ich zweifelte immer mehr an meiner eigenen Wahrnehmung, konnte kaum noch zwischen der Realität und dem, was Milan daraus machte, unterscheiden. Irgendwann, in unserer schlimmsten Phase, saß er vor mir, sah mich an und sagte: »Wir könnten es so schön miteinander haben. Aber du zerstörst jeden Tag mein Glück.«

Oft spielt sich die Dynamik einer toxischen Beziehung ausschließlich in den eigenen vier Wänden ab. Niemand sonst hätte Milan, diesem charmanten, hilfsbereiten, liebenswürdigen

Mann, zugetraut, dass er zu Hause so mit mir umsprang. Am Neujahrstag 2018 bekam ich das erste und einzige Mal Zeug*innen für das, was sonst vor den Augen anderer verborgen blieb. Wir waren auf einem Spaziergang am Seeufer und Milan geriet währenddessen derart in Rage, dass er mich an einem Parkplatz, unweit des Ufers, mit einer Tirade an Vorwürfen übergoss. Er wurde so laut und bedrohlich, dass andere Spaziergänger stehen blieben und uns besorgt beobachteten. Ihre Augen trafen meine. Es war ein stummer Dialog. *Ist alles in Ordnung?*, fragten die Blicke. *Sollen wir eingreifen?* Ich presste die Lippen aufeinander und schüttelte den Kopf. *Nein, nein, es geht schon.* Dann begann ich zu rennen. Ich rannte die Promenade entlang, an den Schwänen und den Booten vorbei, an den geschlossenen Eiscafés, den Touristengruppen. Milan folgte mir, aber es gelang mir, ihn abzuschütteln. Ich versteckte mich im Eingang einer Bankfiliale. Nach Hause traute ich mich nicht, weil ich ahnte, dass er vor meiner Tür auf mich warten würde. In meiner Verzweiflung rief ich meine Freundin Steph an. Wir hatten uns über Instagram kennengelernt, wo sie auf ihrem Kanal unter anderem über ihre Erfahrungen mit häuslicher Gewalt berichtete. Ich fragte sie, was ich tun sollte. Ob ich übertrieb. Milan hatte schließlich nie die Hand gegen mich erhoben. Aber Steph versicherte mir, dass es sich auch bei emotionaler Gewalt um Gewalt handelte, und sie sagte: »Es gibt nur eine Frage, die du dir stellen musst, und dann weißt du, ob du gehen solltest oder nicht: Hast du Angst vor ihm?«

Ich beantwortete Stephs Frage mit Ja. Und trotzdem rief ich ihn an, nachdem wir aufgelegt hatten. Wie vermutet, hatte Milan vor meiner Tür gewartet und war dann, als ich nicht kam, nach

Hause gefahren. Am Telefon klang er versöhnlich und obwohl ich noch eine Stunde zuvor vor ihm geflohen war, spürte ich, dass ich innerlich bereits wieder einlenkte. Mein Herz wollte es nicht glauben. Dass er wirklich nicht der Mann war, den ich in ihm gesehen hatte. Dass wir keine Chance hatten. Und auch, dass meine Sehnsucht nach seelischer Verschmelzung, nach absoluter Symbiose keine gesunde war. Es ist erschreckend, wie stark das kindliche Bedürfnis nach Wiedergutmachung sein kann, wie heftig die Triebkräfte sind, die einer Quelle von altem Schmerz entspringen. Ich war noch nicht bereit, diesen Traum loszulassen.

Also versuchten wir es wieder, dieses Mal mit einer Paarberatung. Zunächst lief das wunderbar. Milan war wieder zugänglicher, wir erlebten einen zweiten Frühling. Versöhnung, Nähe, geistiger Austausch, alles, was ich so schmerzlich entbehrt hatte, endlich war es wieder da. Aber was folgte, war unweigerlich der nächste Absturz. Die Nähe ebbte ab, ich enttäuschte ihn wieder, er verachtete mich wieder, ich schnitt und kratzte mir die Arme und Beine blutig, ich lag wieder abends neben ihm, dem Unerreichbaren, in seinem Bett, in diesem kalten, riesigen Bett. Auf dem Höhepunkt meiner Verzweiflung ertappte ich mich dabei, wie ich mir wünschte, einer von uns würde zu Tode kommen, durch eine Krankheit oder einen Unfall. So absolut unmöglich fühlte es sich an, mich endgültig von ihm zu lösen, und gleichzeitig so dringend nötig, um zu überleben. Unsere traumatisierten Seelen waren auf schlimmste Weise ineinander verstrickt. Wir sprachen oft über Trennung, aber den finalen Cut, den Hieb, mit dem wir den Knoten zerschlagen hätten, der uns verband, den wagten wir beide nicht.

Meine Mutter empfahl mir den Besuch von Selbsthilfegruppen. Gruppen für Menschen, die süchtig waren nach Beziehungen, nach Sex oder Bestätigung, nach romantischen Fantasien und immer neuen Dramen. Menschen, die wie ich lange Zeit nur vorgegeben hatten, erwachsen zu sein, während in ihnen ihre alten Kindheitsängste längst das Steuer übernommen hatten. In den wöchentlichen Meetings erzählten sie ihre Geschichten. Geschichten, die meiner glichen. Erzählungen von Beziehungen, die ihnen nicht guttaten und in denen sie trotzdem, teils jahrelang, ausharrten. Weil sie glaubten, dass Liebe so sei. Weil sie dachten, dass sie es verdient hätten. Weil sie es nie anders kennengelernt hatten und weil kaum ein Schmerz innerhalb einer Partnerschaft so bedrohlich wirkte wie der, allein zu sein. Ich hatte mich oft gefragt, wie all das mir, der Feministin, hatte passieren können, wieso ich mich so behandeln ließ. Aber hier verstand ich, dass all das in meinen kindlichen Bindungserfahrungen begründet lag. Dass ich ein Muster aus abwechselnder Nähe und Distanz verinnerlicht hatte und für normal, ja, sogar für Liebe hielt. Dass ich deshalb nicht Reißaus nahm, als ich das erste Mal Milans Wut und Verachtung zu spüren bekam. Ich sah darin einfach nur eine Aufforderung, ihn wieder gütig zu stimmen. Wenn meine Grenzen verletzt wurden, antwortete ich nicht, wie es hätte sein sollen – mit Selbstbehauptung. Sondern mit einer Charmeoffensive und einem gesteigerten Bemühen, gefällig zu sein.

Die Therapeutin Sigrid Steinbrecher veranschaulicht in ihrem Buch *Die Vaterfalle: Die Macht der Väter über die Gefühle der Töchter,* wie die Sozialisierung im Patriarchat ein bestimmtes Verhaltensmuster begünstigt: Väter, die selbst keinen gesunden Umgang mit ihren eigenen Gefühlen erlernt haben, sind für ihre Töchter emotional nicht oder nicht zuverlässig erreichbar. Die Töchter versuchen, sich die Anerkennung ihrer Väter mit Charme, Anpassung und dem richtigen Betragen zu erkämpfen – und übertragen dieses Muster im Erwachsenenalter auf ihre Partnerschaften. Die alte Wunde soll geheilt werden, sie wollen es sich beweisen und endlich einmal lieb, schön und richtig »genug« sein, um einen Mann dauerhaft an sich zu binden. Die Psychotherapeutin Bärbel Wardetzki erklärt diese Dynamik folgendermaßen: »Das hat man ihnen als Beziehung angeboten als Kind: ›Sei so, wie ich dich haben will, dann ist alles gut. Aber wenn du anders bist, dann verlasse ich dich.‹ Das ist die Grundbotschaft.«[8]

Dabei muss es sich nicht einmal um ein reales Verlassen handeln, der vorübergehende Entzug von Liebe, Wärme und dem Gefühl, angenommen zu sein, reicht aus, um die Eltern-Kind-Beziehung zu einer unsicheren Bindungserfahrung zu machen – gerade wenn sich dieses Verhalten über viele Jahre zeigt.

Je mehr ich über diese Beziehungsdynamiken lernte, umso mehr klafften die zwei Seiten in mir auseinander: die verletzte, bedürftige Seite, die sich nicht lösen konnte, und meine gesunde Seite, die wusste, dass ich mich trennen musste. Ich suchte nach Auswegen, versuchte, Stabilität außerhalb der Beziehung aufzubauen. Der alte Traum vom Schreibstudium kam mir wieder in den Sinn. Ich hatte es mir lange versagt, aber der Wunsch, Autorin zu sein, hatte sich nie ganz ersticken lassen. 13 Jahre nach meinem Abitur beschloss ich, es auf einen letzten Versuch ankommen zu lassen. Ich sichtete Texte, Kurzgeschichten und Gedichte und füllte Bewerbungsunterlagen aus. Dann packte ich alles in zwei dicke Umschläge und adressierte sie an die beiden großen Schreibschulen in Deutschland, in Hildesheim und Leipzig. All das tat ich, ohne Milan davon zu erzählen. In keiner anderen Beziehung hätte ich Veränderungen dieser Größenordnung in die Wege geleitet, ohne meinen Partner einzuweihen. Als Milan von der Sache Wind bekam, war das in seinen Augen ein Verrat an uns. Für mich sahen die Dinge längst anders aus – ich war auf der Flucht.

Ich bemühte mich tapfer weiter darum, mir einen eigenen Kreis an Menschen und Orten aufzubauen, die mir Halt gaben, obwohl ich mich dafür eigentlich längst viel zu schwach fühlte. Ich besuchte Kunstrundgänge und Galerien, traf neue Leute, saß in Theatersälen und auf offenen Plätzen in der milden Abendluft. Die Sonne wurde langsam kräftiger, auf den Straßen von Berlin tranken Menschen ihr Feierabendbier. Mein Gesicht war das einer jungen Frau mit rosigen Wangen, aber mein Herz faulte weiter vor sich hin. Manchmal fühlte ich mich so taub, so leer, dass ich mich einfach mitten auf die Straße legen und sterben wollte. Seit ich Wiesbaden verlassen hatte, fasste ich einfach nicht mehr richtig Fuß, egal, was ich auch versuchte. Meine Krise ebbte einfach nicht ab, zog sich schon fast zwei Jahre, mein desolater Zustand wurde irgendwie normal. Es war nicht mehr wie direkt nach der Trennung, als alle besorgt gefragt hatten, wie es mir ging. Die Fragen waren weniger geworden, die Menschen freuten sich, wenn sie mich unterwegs sahen, unter Leuten. Und ich spielte ja auch mit, ich lächelte und schüttelte Hände und posierte für Fotos, aber in mir war alles morsch, staubig, kurz vorm Zerbrechen.

In dieser Phase hätte wohl niemand vermutet, dass mich Selbstmordgedanken quälten, dass mich zwischen den Ausgängen in die Stadt und den Partys und den Vorträgen, gerade zwischen ihnen, die Leere förmlich erschlug. Wenn ich nachts nach Hause ging, durch die schwarzen Straßen, der Klang meiner Schritte auf dem Pflaster und über mir kaum Sterne zu sehen, dann fühlte ich mich wie ein trudelndes Blatt mitten unter dem nächtlich weiten Himmel. Ohne Ziel, ohne Richtung. Ohne Licht. Was blieb jetzt noch? Der Gedanke daran, mein Leben einfach zu beenden, übte einen immer stärkeren Sog auf mich aus. Und gleichzeitig kam es mir auch absurd vor – ich, mich umbringen! Das machte ich doch nicht! Oder doch? Die Designerin Kate Spade nahm sich das Leben, ich verbrachte Stunden damit, um mehr über die Umstände ihres Suizids zu erfahren, landete in dubiosen Internetforen, fand die Informationen, die ich suchte. Nur für den Notfall probierte ich verschiedene Sorten von Knoten, Schals und Gürteln, ich befestigte einen Schal am Türgriff, legte die Schlinge um meinen Hals und lehnte mich probehalber in das Nichts hinein, das mich auf der anderen Seite erwarten würde. Ich tat es nie lange und ich tat es auch nicht in der Absicht, mich wirklich zu töten, zumindest nicht in jeweils genau dem Augenblick. Ich tat es, um einen Ausweg zu kennen. Einerseits beruhigte es mich, andererseits bekam ich langsam Angst vor meinen eigenen Gedanken. Ich hatte immer geglaubt, dass ich nie so weit kommen würde. Plötzlich war ich mir nicht mehr so sicher. Suizidgedanken sind das logische Resultat einer scheinbar ausweglosen Situation. Sie sind der gedankliche Endbahnhof, wenn all unsere Hoffnung auf Besserung schwindet und wir glauben, ohnmächtig zu sein. Die ungesunde Beziehung zu Milan und meine Unfähigkeit, mich daraus zu befreien, trieben mich immer weiter in diese Richtung.

Als ich den inneren Druck nicht mehr aushielt, erzählte ich meinem Therapeuten davon. Er sagte, die meisten Menschen hegten im Laufe ihres Lebens irgendwann einmal den Gedanken, alles zu beenden. Manche konkreter, manche nur vage. Er nahm mir die Scham, die ich für diese Gedanken empfunden hatte, und ermutigte mich, darüber zu sprechen und im Kontakt mit ihm zu bleiben. Denn die wirkliche Gefahr liegt darin, zu verstummen. Dann kommt zu der Überforderung auch noch das Gefühl, ganz allein zu sein. Je mehr wir versuchen, die Gedanken an Selbstmord zu unterdrücken, und je weniger wir das Gefühl haben, dass unser Umfeld unseren inneren Zustand wirklich verstehen könnte, umso mehr gewinnen sie an Kraft. Natürlich, einen Menschen, der fest entschlossen ist, sich das Leben zu nehmen, wird man auch mit dem besten Gespräch nicht aufhalten können. Aber die, die wie ich damals leben wollen, die nur nicht mehr wissen wie, die brauchen Offenheit und ein gesellschaftliches Klima, in dem es möglich ist, auch über Suizidgedanken ohne Scham zu sprechen. Ich weiß, wie schwer es sein kann, sich mitzuteilen und diese Worte überhaupt auszusprechen. Aber nur wenn jemand eine Hand ausstreckt, gibt es eine Chance, dass jemand anderes sie ergreifen kann.

Meine ausgestreckte Hand ergriffen zwei Menschen – Jakob und meine beste Freundin Yvonne. Neben meinem Therapeuten waren sie es, die mir in dieser Phase die Kraft gaben weiterzumachen. Sie zeigten mir, dass es sehr wohl möglich war, auf die dauerhafte Zuneigung anderer Menschen zu vertrauen. All die Monate zuvor hatte ich aus Angst, sie zu überfordern, nichts von meinen Suizidgedanken erzählt. Als ich es wagte, stellte sich heraus, dass sie sowieso schon eine Ahnung davon gehabt hatten und dass mein Schweigen für sie sehr bedrohlich gewesen war.

»Du hilfst damit nicht nur dir, du hilfst damit uns beiden«, sagte Yvonne. »Wenn du in Kontakt mit mir bleibst, dann beruhigt mich das – dann bist du da, wo ich dich noch sehen kann.«

Ich sah Milan das letzte Mal an einem Sonntag im Juli. Schon lange hatte ich das Gefühl, dass er mit anderen Frauen schrieb, ohne es mir zu sagen, dass er sich langsam von mir lossagte. Ich spürte, dass ich das Leuchten verloren hatte, das zwischen uns gewesen war, und dass er bereit war, es woandershin zu tragen, und trotz all der Zerstörung zwischen uns war das ein furchtbarer Schmerz. Die Verbindung zu anderen Frauen war nicht mehr ein aufregendes Abenteuer an unserer Peripherie, sie war zwischen uns, sie hatte unsere Intimität nicht ergänzt, sondern ersetzt. Ich teilte mir seine Aufmerksamkeit, seine Wärme, seine Begierde nicht mit anderen, ich hatte sie verloren. Neben diesen Frauen, die ich nicht greifen, aber fühlen konnte, kam ich mir vor wie ein hässliches Nichts. Ich war abstoßend, zumindest für Milan, was ungefähr das Gleiche bedeutete, denn sein Urteil war zum gesamten Urteil über mich geworden. Ich war nicht mehr die, die ihn stundenlang wach hielt, seine Antworten an mich waren verzögert, weil ihn Wichtigeres abhielt, Schöneres, Schlankeres, Leichteres, Fröhlicheres.

Da ich meinen Wert immer noch eng an meine Beziehung knüpfte und innerhalb der Beziehung an die Fähigkeit, meine Partner sexuell für mich zu interessieren, war das kaum auszuhalten. Ich hatte gedacht, dass wir einzigartig waren, diese eine Liebe, die alles andere überstrahlt.

»Wir haben, was andere ihr Leben lang suchen.« Wie oft hatte er das gesagt, wie oft hatte ich das gedacht, mich daran aufgerichtet in schlechten Zeiten? War es jetzt vorbei? Musste ich ihn jetzt endgültig loslassen?

Der See, an dem wir uns an jenem Julitag trafen, war so ungeheuer fröhlich, so blau, ausgebreitet wie ein weites Betttuch, das sich an den Ufern in kleine Wellen legte. Ich wartete am Ufer auf ihn, in meiner blau-weiß gestreiften Sommerhose, die mit der großen Schleife am Bund, die mich aussehen ließ wie ein Geschenk, während ich mich innerlich fühlte wie Abschaum. Tränen fielen aus meinen Augen, ließen den Stoff zwischen den blauen Streifen durchsichtig werden, kleine Inseln hautfarbener Traurigkeit. Als Milan auftauchte, redete er nicht lange drum herum. Er sagte mir, dass er sich mit anderen Frauen getroffen hatte in diesen letzten Wochen, in denen er mich nicht mehr berührt hatte. In meinem Darm begannen Dornen an den Wänden zu kratzen, während Tourist*innen in hellen Leinenblusen fröhlich an uns vorbeiflanierten. Ich weinte, Milan nahm meine Hand, küsste sie, wir küssten uns, dann fuhren wir mit den Fahrrädern los, machten in einem Biergarten Rast, tranken etwas Kühles im Schatten einer großen Kastanie. Die ganze Zeit über ermahnte ich mich innerlich – nur nicht zu anstrengend sein, kein Drama provozieren, nur ihn nicht aufregen! Einfach lächeln, weiter lächeln. Wir fuhren weiter, aber mein Herz verkrampfte sich, und ich konnte das Lächeln nicht halten, und dann wurde Milan wieder wütend und wollte gehen. Wir stritten den ganzen Weg zum S-Bahnhof, am Bahnsteig und schließlich in der S-Bahn, vor allen Leuten. Sie schauten betreten weg, es war mir egal, es war doch alles schon so egal. Mir rollten die Tränen über mein rotes Gesicht, der letzte Rest Würde tropfte aus mir heraus, ich bettelte Milan an zu bleiben, aber er stieg aus.

Ich fuhr nach Hause. Aber nicht sofort. Erst ging ich in die Drogerie und kaufte zum ersten Mal in meinem Leben Rasierklingen mit dem Vorsatz, mich zu verletzen. Die Scherben, die ich bisher benutzt hatte, waren mir nicht mehr genug. Ich kaufte Rasierklingen und Mullbinden und sterile Pflaster in der größten verfügbaren Abmessung. Ich fuhr nach Hause, äußerlich war ich jetzt völlig ruhig. Autopilot. Es war niemand da, meine alte Mitbewohnerin war zu ihrem Freund nach Hamburg gezogen. Ich ging ins Bad, setzte mich auf den kalten Boden, zog die Klingen aus der Schachtel. Zuerst desinfizierte ich meinen Arm. Ich hatte so furchtbare Angst davor, Keime in meine Blutbahn zu bringen, vor Blutvergiftungen, vorm Tod. Lächerlich, dachte ich. Die Frau, die sich am Türgriff erdrosseln wollte, machte sich ernsthaft Sorgen um Keime! Ich nahm eine Klinge aus dem Papier. Dann legte ich das silberne Rechteck an der Haut auf. Ich drückte herunter und zog es durch meinen Arm. Ich wusste, dass sie scharf war, aber ich unterschätzte, wie scharf. Ich war nur stumpfe Scherben gewohnt und verwendete den gleichen hohen Druck. Erst fühlte ich überhaupt nichts. Nur, dass es sich tief angefühlt hatte. Ich schaute auf meinen Arm. Für eine Sekunde stand er regungslos in der Luft. Es tat nicht weh. Der Schmerz in meinem Inneren kam zu einem vorübergehenden Stillstand. Dann sprang meine Haut auf wie ein Reißverschluss. Entsetzt stellte ich fest, dass die Klinge viel tiefer in meine Haut eingedrungen war als beabsichtigt. In der Schnittstelle sammelte sich ein roter See. Mir wurde schlecht. Panisch nestelte ich eines der Pflaster aus der Verpackung und presste die sterile Fläche auf den Arm. Sie war sofort durchgeweicht. Mit einem Mal setzte auch der Schmerz ein. Er war so stark, dass ich mich zusammenreißen musste, um nicht zu weinen. Einarmig wusch ich mir das Gesicht, presste zwei der Pflaster auf den Unterarm, schnappte mir meine Schlüssel und zog die Tür hinter mir zu. Ich lief zu meinem Hausarzt. In der Praxis erzählte ich irgendeine Geschichte vom Möbelaufbau und scharfen Kanten. Ich war so überzeugend, dass ich es kurz sogar selber glaubte. Die Wunde zu verarzten dauerte. Erst wurde sie desinfiziert. Dann presste der Arzt die beiden Ränder des roten Canyons zusammen und klebte sie mehrfach mit einem Tape zusammen. Auf den geklebten Schnitt kam eine Wundauflage, drum herum ein Verband. Vorsichtig wickelte er die weiße Viskose um meinen pochenden Arm. Obwohl es nur sein Job war – es kam mir vor wie die fürsorglichste Geste, die mir jemand seit Monaten entgegengebracht hatte. Beinahe schossen mir Tränen in die Augen.

»Schleifen Sie die Kanten ab«, sagte er zum Abschied, und ich dachte bei mir, wie gerne ich das würde.

Während die Wunde an meinem Arm langsam verheilte, kam der emotionale Schmerz wieder. Das war das Tückische an Selbstverletzungen – sie wirkten, aber sie wirkten nur kurz. Nach dem Treffen mit Milan war aus meiner glimmenden Angst, ihn endgültig zu verlieren, ein offenes loderndes Feuer geworden. Am nächsten Tag stand ich am Ufer des Tegeler Sees. Ich hatte gehofft, am Wasser etwas zur Ruhe zu kommen, aber um mich herum wurden Buden für das alljährliche Hafenfest aufgestellt, gebrannte Mandeln, Fahrgeschäfte, Zuckerwatte. Inmitten all der bonbonfarbenen Fröhlichkeit fühlte ich mich noch einsamer. Ich rief Milan an. Ich wollte ihn sehen, wollte, dass er dorthin kam. Ich hatte solche Sehnsucht danach, dass er mich nur noch einmal wieder in den Arm nahm, warm, sicher, so wie früher. Aber je mehr ich versuchte, ihm nahezukommen, umso abweisender wurde er. Die Kälte, die er abstrahlte, ließ mich beinahe den Verstand verlieren. Die sechs Jahre, in denen er mir erzählt hatte, dass wir einzigartig waren, dass wir niemals wieder so etwas finden würden wie das, was zwischen uns war, hatten ihre Spuren hinterlassen. Ich glaubte, ohne ihn nicht leben zu können.

Wild vor Schmerz tat ich etwas Furchtbares. Ich sagte ihm, dass ich nicht mehr wusste, wie ich weiterleben sollte, und dass er kommen sollte, wenn schon nicht als der Mann, der mich als Frau noch wollte, dann wenigstens als Freund. Selbstmorddrohungen, davon hatte ich in Büchern über Borderline gelesen. Ich hatte das immer weit von mir gewiesen, war mir so sicher gewesen, dass ich das niemals machen, niemals jemanden in diese Lage bringen würde – und jetzt machte ich es doch, irgendwie. Es war der letzte, verzweifelte Versuch, ihn zu mir zurückzuholen. Ich wusste, wie unfair das war. Ich wollte das eigentlich auch gar nicht sagen. Aber ein Teil von mir dachte, dass es doch einfach einen Schmerz geben musste, der ihn beeindruckte, dass doch irgendein Grad an Verzweiflung groß genug sein musste, um ihn davon zu überzeugen, in sein Auto zu steigen und die zwanzig Minuten, die uns trennten, zu mir zu fahren. Meinem erwachsenen Ich wäre eine solche Androhung nicht passiert, meinem inneren Kind war jedes Mittel recht, um nur ein kleines bisschen Wärme zu bekommen. Aber Milan kam nicht. Er legte auf. Mitten in mein Weinen hinein legte er auf. Hilflos krallten sich meine Hände in die trockene Erde. Alles, was ich dachte, war, dass ich nur noch sterben wollte. Ich rief meine Mutter an, konnte kaum reden. Ich wankte nach Hause, irgendwie. Buchte ein Zugticket nach Frankfurt und saß im Zug, wie in Trance, die Landschaft rauschte an mir vorbei, aber meine Augen schafften es nicht mehr, etwas zu fokussieren, Bäume, Häuser, Flüsse verschmolzen zu einer gestaltlosen Masse.

Sternentäler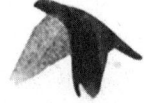

Wiesbaden. Der Taunus, die Wälder, Heimatgefühle. Jakob, Yvonne und meine Mutter flickten mich wieder einmal notdürftig zusammen. Ich hatte ein schlechtes Gewissen. Wie lange hielten sie das noch aus? Immer wieder fanden sie mich in einem dunklen Loch, halfen mir heraus, sahen mich eine Weile auf dem Rand balancieren, bis ich wieder ausrutschte und hineinfiel und meine Stimme wie von weit her klang. Ich fuhr zurück nach Berlin. Ich ging zur Therapie. Immerhin hatte ich endlich eingesehen, dass es mich nicht weiterbrachte, meinen Zustand zu beschönigen. Dreimal machte ich von der Möglichkeit Gebrauch, meinen Therapeuten in Notfällen mit akutem Selbstverletzungsdruck auch außerhalb der Sprechzeiten anzurufen – auch wenn mir das jedes Mal entsetzlich peinlich war. Ich ließ jetzt zu, dass er alles sah. Die Tage, an denen ich leuchtete, genauso wie die, an denen ich ihm gegenüber auf dem Stuhl hing, von Tränen aufgeweicht, matt und des Lebens überdrüssig. Ich ließ mich nicht mehr scheinbar trösten, damit er sich als »guter Therapeut« und ich mich als »gute Patientin« fühlen konnte. Ich mutete mich ihm zu, auch wenn das immer wieder die Sorge in mir auslöste, ihm auf die Nerven fallen zu können. Trotzdem waren unsere Stunden auch oft erfüllt von Gelächter und einem gemeinsamen Sinn für die Tragikomik manch eines meiner Gedanken.

Nachdem Milan fort war, strauchelte ich eine ganze Zeit lang, was meine Poesie betraf. Mir fehlte meine Muse. Mit ihm meine Gedanken, meine Worte zu teilen, in ihm jemanden zu wissen, der einen so feinen Blick für die Dinge hatte, hatte mich jahrelang inspiriert und beflügelt. Mit schwarzem Edding schrieb ich auf ein Stück Butterbrotpapier *Meine Poesie ist in mir* und hängte es in meiner Küche an die Wand. Immer, wenn mich die Panik ergriff, dass mit Milan die Kunst aus meinem Leben verschwunden war, murmelte ich diesen Satz, viele Hundert Male. Ich betete es in mich hinein, jeden Tag, immer wieder, bis ich erste Sätze und Gedichtfetzen wieder zu fassen bekam, gerade so, an einer kleinen Ecke. Milan hatte nicht alles mit sich genommen.

Wenn man nüchtern wird, dann breitet sich diese Klarheit plötzlich in alle Bereiche des Lebens aus. Man stellt Fragen, die lange ohne Antwort geblieben sind. Endlich fand ich den Mut, meine Mutter zu fragen, wie sie es fertiggebracht hatte, mich zurückzulassen, als ich noch so klein war. Das Narrativ in unserer Familie war immer gewesen, dass es an der finanziellen Situation gelegen hatte. Nachdem mein Vater zu krank gewesen war, um zu arbeiten, war meine Mutter in ihren Beruf zurückgekehrt. Da meine Schwester und ich tagsüber ohnehin von unserem Vater betreut wurden, während meine Mutter das Geld für die Familie verdiente, hatten sie, als sie sich trennten, beschlossen, es bei dieser Arbeitsteilung zu belassen. Aber ich hatte immer gespürt, dass es da noch mehr gab, dass das allein nicht ausschlaggebend gewesen sein konnte. Als ich sie endlich darauf ansprach, gab meine Mutter zu, dass sie mich aus genau dem gleichen Grund verlassen hatte, aus dem ich nach jeder Trennung in schwärzeste Löcher rutschte: Sie hatte gehofft, dass ihre Suche, ihre innere Unruhe, bei einem neuen Mann endlich zu Ende sein würde. Sie sagte mir, dass sie einen anderen Mann geliebt hatte, für den sie ihre Kinder verlassen hatte, dass sie regelrecht abhängig von ihm gewesen war. Auch sie hatte ihr Lebensglück in die Hände eines anderen gelegt. Und dafür mit einem lebenslangen Schuldgefühl zu kämpfen. Das Muster, dem ich folgte, war nicht nur mein eigenes, es war auch die Geschichte meiner Mutter. Ich war jetzt ungefähr in dem Alter, in dem sie gewesen war, als sie sich zum Gehen entschieden hatte.

Als ich das erkannte, fasste ich einen Entschluss: Wenn ich eins im Leben schaffen wollte, dann dieses Muster zu überwinden. Diese elende Sucht danach, dass jemand anderes mir das Gefühl gab, gut genug zu sein. Ohne die Bestätigung schien mir mein Leben nur ein kümmerlicher Rest, ein schattenbewegter Dämmerzustand, trist, geschmacklos, ohne Reiz. Und damit war ich in so guter Gesellschaft! Wer wagte es schon, ganz ohne Bestätigung zu leben? Die meisten meldeten sich doch schon am Tag ihrer Trennung wieder bei einer Singlebörse an. Ich las *Fische,* den Roman von Melissa Broder über eine liebes- und beziehungsabhängige Frau, die für ihre Sucht nach Bestätigung und Liebe fast ihr Leben zerstört. Am Ende des Jahres 2018 beschloss ich: keine Beziehungsabhängigkeiten mehr. Ein Jahr lang. Keine Dating-Apps, keine Dates, kein aktives Suchen nach Zerstreuung. Ich wollte die Sucht nach Bestätigung im Außen überwinden und stattdessen den Glauben an meine Ganzheit wiederfinden. Also löschte ich die Apps. Ich verließ den Jahrmarkt der Eitelkeiten. Ich gab meine Doppelbettmatratze auf den Sperrmüll und kaufte ein neunzig Zentimeter schmales Bett. Dann wartete ich. Auf das, was danach kam.

Einige Tage später erwachte ich mitten in der Nacht, schweißnass, mit jagendem Herzen. Sie war überall – die Angst, allein zu sein. Ich fühlte mich so nackt, so ungeschützt, wie ein winzig kleiner Partikel vor der Unendlichkeit des Universums, dessen Weite mir den Atem verschlug. Vor Angst klapperten mir die Zähne hart und schmerzhaft aufeinander. Man liest ja manchmal in Zeitschriften und klugen Büchern über die Notwendigkeit des Mit-sich-allein-sein-Könnens. Da klingt es sogar irgendwie sexy – wild, rebellisch, frei, es klingt nach Yoga-Urlaub auf Bali und grünen Detox-Smoothies. Die Realität war anders. Ganz anders. Nichts daran war glamourös. Diese Angst davor, für immer allein zu bleiben, war ein stinkendes, schwitzendes Moor, in das ich bei jedem Schritt einsank. Das Gefühl des Verlassenseins wurde zu allem, was existierte, sein modriger Schlick drang in meine Gehörgänge, in meine Nasenlöcher, meine Gedärme. Es war alles, was noch da war, und ich sabberte, weinte und bettelte um Erlösung. Heftige Minderwertigkeitsgefühle kamen hoch, begleitet von Angst, Scham und Verzweiflung. Irgendetwas hielt mich an der Oberfläche, ließ mich nicht vollständig ertrinken, meistens war es ein Gebet, das ich hastig murmelte. Manchmal ließ ich mich in diesen Nächten vornüber auf meine Bettdecke sinken, schloss die Augen und hielt mit aller Kraft an dem Kern in mir fest, der spürte, dass ich auf dem richtigen Weg war. Mochte dieser Punkt auch noch so sehr zusammenschrumpfen.

Die Nächte waren grausam, die Tage verlangten nach mir. Gleichzeitig mit meinem Entschluss, von der Abhängigkeit von Beziehungen auszunüchtern, schien sich endlich die Gelegenheit zu bieten, meinen beruflichen Weg zu korrigieren. Drei Monate nach der Einsendung meiner Texte flatterte mir eine Einladung ins Haus: Ich bekam die Chance, an der Uni in Hildesheim an der Eignungsprüfung für den Studiengang Kreatives Schreiben teilzunehmen. Die erste Hürde war genommen. Mit weichen Knien fuhr ich in das kleine Städtchen. Ich übernachtete in einer fremden WG, ging auf Toiletten, deren Wände beklebt waren mit Zeichnungen weiblicher Geschlechtsorgane und Haschisch-Legalisierungsaufklebern, und machte nachts in Küchen voller Zigarettenrauch mit Menschen Musik, die ich erst wenige Stunden zuvor kennengelernt hatte. Das alles fühlte sich an wie ein Traum, ein kurzes Abtauchen in eine andere Realität hinein. War das mein Neuanfang? War das die Gelegenheit, auf die ich seit meinem Abitur gewartet hatte? Den ganzen Prüfungstag lang fror ich in meiner viel zu dünnen Hose, aß Unmengen von Salzbrezeln und war, als ich schließlich vor den Prüfern saß, in einem Zimmer mit Bücherregalen bis unter die Decke, so vollgesogen mit Adrenalin, dass ich später kaum noch wusste, was ich da drinnen überhaupt erzählt hatte.

Einige Wochen später kam der Brief – ich war drin! Benommen taumelte ich durch Berlins Sommersonne, lachte, weinte, staunte, alles zugleich. *Hallo, Leben!*, dachte ich. *Da bin ich!* Es war einer dieser Momente, in denen man spürt, dass sich die Lebensweiche verstellt. Aber dieses Mal war es die richtige Richtung. Nach dem ersten Glücksrausch blieb die Frage übrig: Wie sollte ich das alles bezahlen? Noch immer stockte ich beim Arbeitsamt auf, jetzt warteten hohe Studiengebühren und die Kosten für die Zugfahrten auf mich. Ich legte all meine Kraft in dieses Vorhaben, akquirierte, arbeitete, machte Werbung und Nachtschichten und unterschrieb schließlich einen Buchvertrag, dessen Vorschuss mir einen Teil des ersten Semesters finanzierte. Ich absolvierte meine erste Lesung, ich kündigte meinen Hartz-IV-Bezug.

Ich wollte dieses Studium. Ich hatte noch nie etwas so sehr gewollt.

Der Einsatz für Hildesheim war hoch. Mein Leben war jetzt dicht getaktet. Ich teilte mich auf zwischen Job, Studium und Blog, daneben blieb nicht mehr viel Zeit für Müßiggang oder Ruhepausen. Woche für Woche fuhr ich für zwei Tage nach Niedersachsen in die kleine Stadt, setzte mich allen Ängsten und Bauchschmerzen zum Trotz in den Intercity, der am Berliner Hauptbahnhof um 10.34 Uhr auf Gleis 14 Richtung Hildesheim startete. Noch immer konnte ich nur von Monat zu Monat planen, finanziell war das Ganze ein Seiltanz. Ich übernachtete in einer Wohnung ohne Küche und aß hart gekochte Eier und Müsli aus Tupperdosen. All das kostete Kraft. Aber ich wusste, wofür ich es tat. Manchmal, wenn es in einem Seminar ganz still war, wenn sich die Köpfe meiner Kommiliton*innen über ihre Texte beugten, musste ich mich fast kneifen, um zu glauben, dass das wirklich mein Leben war! Dann saß ich im Blauen Salon, dem Kursraum der Schreibstudierenden, unter dem großen Kronenleuchter, blickte von meinem Blatt auf und aus den Fenstern hinaus in den weitläufigen Garten und mir schossen vor Dankbarkeit die Tränen in die Augen. Ich tat das, was ich am meisten liebte. Ich war endlich einmal mit absoluter Sicherheit am genau richtigen Fleck. Gott, das war Glück!

Als das neue Jahr seine Winde auf die Straßen losließ und Frost und Schnee an meinen Stiefeln salzige Ränder hinterließen, als würden sie nachts ohne mich am Meer spazieren gehen, studierte ich immer noch. Irgendwie funktionierte es, immer nur einen Monat weiter zu denken und kleine Schritte zu machen. Immer nur den Meter vor mir zu betrachten, nie das große Ganze. An einem Abend im Februar, kurz vor Ende des ersten Semesters, wagte ich aber doch einmal einen Blick in die Totale. Auf dem

Heimweg nach Berlin war es dunkel und eiskalt. Auf die Stadt kam ein Sturm zu. Die Mitreisenden zogen ihre Mäntel selbst im Abteil nicht aus. Draußen huschten vereinzelt Lichter durch die Dunkelheit. Eine Dunkelheit, die mich seit einigen Wochen nicht mehr komplett verschluckt hatte. Für einen Moment wurde mir bewusst, was ich da tat: Ich fuhr wirklich zwischen zwei Städten hin und her! Ich, die Frau mit der Angststörung, das kleine Mädchen vom Tag der Schulaufführung, ich, genau so, wie ich war. Es fühlte sich nicht im Ansatz so mühelos an, wie ich mir das immer ausgemalt hatte. Aber ich lebte es! *Endlich*, dachte ich. *Endlich kriege ich es hin!*

Zu Beginn der Nüchternheit hatte ich befürchtet, dass mit ihr alle Dinge an Bedeutung verloren hätten. Aber nach und nach fand ich, dass alles erst mit ihr überhaupt Bedeutung erlangte. Dass es ein gleichwertiger Genuss sein konnte, einer Freundin einen Gefallen zu tun, wie es früher für mich gewesen war, die Anerkennung meines Partners zu gewinnen. In den Semesterferien merkte ich, was für einen gravierenden Unterschied es machte, dass ich gedanklich nicht mehr ständig um einen Mann kreiste. Ich hatte mehr Zeit, Energie und Kapazitäten, um aus meiner Egozentriertheit zu finden und mich um meine Freund*innen, meine Familie und meine Katzen zu kümmern. Im Frühjahr bepflanzte ich meinen Balkon mit Zitronenmelisse, marokkanischer Minze und Lavendelstauden. Das Leben der anderen, die ganze Welt rückte ein Stück zu mir heran, weil dort ein Platz frei geworden war.

Meine Tage waren keine Wartehalle mehr für das nächste aufregende Date. Sie bekamen eine eigene Tiefe. Eine Tiefe, dir mir fremd geblieben wäre, wenn ich mein Muster nie durchbrochen hätte. Ich war noch lange nicht ganz, aber manchmal war ein Moment um mich herum ganz, auf dem Balkon zum Beispiel in den ersten Frühlingstagen. Autos fuhren im Schritttempo vorbei, neben mir, im Halbschatten, lagen die Katzen und schliefen. Dann stellte ich mir vor, dass etwas von dieser Vollkommenheit dieses Moments auf mich abfärbte, dass die milde Sonne und der leichte Wind Stunde für Stunde in mich hineinsickerten, bis das, was in mir glaubte, nicht vollständig zu sein ohne Milan oder einen anderen Mann, sich selbst vergessen hatte.

Diese Zeit, in der ich keine Dates hatte, war eine Zeit, in der sich ein Teil von mir erholen konnte. Erholen von den letzten zwanzig Jahren als Frau im Blickfeld des Mannes. Ich musste niemandem mehr gefallen. Ich schuldete niemandem irgendetwas und schon gar nicht, schön oder sexuell attraktiv zu sein. Erst mit einigem Abstand war es mir möglich, zu erkennen, wie sehr mich diese Last, diese gefühlte Verpflichtung all die Jahre gequält hatte. Dass ich mich nur wertvoll gefühlt hatte, wenn ich begehrt wurde. Indem ich meine Sucht nach Bestätigung durch männliche Bewunderung nicht mehr auslebte, fand ich zu mir zurück. Zu einem eigenständigen Gefühl für mich. Mein Körper, meine Sexualität, meine Sinnlichkeit gehörten nur mir. Ich entschied über meinen Körper, ich gab ihm Wert, ich kümmerte mich um ihn. Und niemand hatte einen Anspruch auf ihn.

Gleichzeitig begann ich, die Überzeugung zu hinterfragen, die ich gehabt hatte, dass Milan und ich Schicksalsgefährten waren und dass es mein Schicksal war, auf eine gewisse Weise kaputt zu sein und zu bleiben. Ich wollte mich nicht mehr damit zufriedengeben. Ich war nicht wirklich verloren. Ohne Milan in meinem Leben, ohne Männer und die bisher mit ihnen verbundene Abhängigkeit fühlte ich eine Reinheit meines Herzens wieder aufsteigen, die ich zuletzt als Kind gehabt hatte. Wie eine zweite Instanz gesellte sie sich neben den alten Schmerz, nahm das Gesicht meines inneren Kindes in ihre Hände, sah ihm fest in die Augen und sagte: *Du bist nicht kaputt. Du bist unschuldig. Und du verdienst das Gute.*

In dieser Zeit verlor ich gefühlt zum dritten Mal meine Mutter an eine Schwerkraft, die sie von mir entfernte – dieses Mal an den Alkohol. Ich hatte es lange geahnt, aber bei einem meiner Besuche in Frankfurt wurde aus meiner Befürchtung Realität: Meine Mutter war mittlerweile Alkoholikerin. Ihre verwaschene Sprache am Telefon gab mir jedes Mal einen Stich ins Herz. Sie tat mir leid. Aber ich hatte genug Therapie genossen, um zu wissen, dass ich sie nicht retten konnte. Und dass es auch nicht meine Aufgabe war, das zu tun. Es war ihr Leben und sie konnte damit das tun, was sie wollte, auch wenn es mir nicht passte, auch wenn ich mir ein besseres Leben für sie gewünscht hätte. Und dann war da auch noch ein zweites Gefühl, das ihre Sucht in mir auslöste: Müdigkeit. Ich war so müde davon, sie immer und immer wieder zu verlieren. Nach der Beziehungsabhängigkeit und der bipolaren Störung war es ihr Trinken, das uns voneinander trennte. Die Sehnsucht danach, eine Mutter zu haben, die ein Fels war, ein Hafen, die über so viel eigene Stabilität verfügte, dass sie mir etwas davon abgeben konnte – sie erfüllte sich nicht. Für ihre Wärme, ihre Bereitschaft, offen mit ihren Erkrankungen umzugehen, und ihre Bemühungen, sich Hilfe zu suchen, werde ich ihr immer dankbar sein. Das Vertrauen in mich und das Leben musste ich aber weiterhin allein finden – das war mit 2 nicht anders als mit 32.

In der Therapie bemühte ich mich weiterhin darum, mehr Balance in mein Leben zu bringen. Manchmal klappte das.

Dann konnte ich mir gut zureden, mich auf die Dinge konzentrieren, die mir Kraft gaben. Dann konnte ich den Seegang meiner Seele auf ein Maß drosseln, mit dem man durchaus leben konnte. Aber spätestens nach zwei oder drei Wochen spürte ich das nächste kräftige Tief nahen. Die Leere kam näher und jeder Versuch, dieses langsame Abgleiten aufzuhalten, beschleunigte es noch. Dabei hatte ich, wie jedes Mal, wenn etwas Neues mich begeisterte, die Hoffnung gehegt, dass die Depression einfach für immer wegbleiben würde. Auch mit dem Studium hatte ich eine solche Hoffnung verknüpft. Natürlich wusste ich eigentlich, dass die Psyche so nicht funktioniert und nichts im Außen plötzlich den Hebel umlegt und man wie durch ein Wunder geheilt ist – aber trotzdem, so ein kleiner Rest Wunschdenkens ließ sich nie ganz abschütteln. Und kurz zuvor war ich ja auch noch darin aufgegangen, war beseelt über den Campus geweht, sah überall Zauber und Versprechen, schrieb neue Texte, schrieb bessere Texte, war voller Freude und Leidenschaft und dann – dann flog ich über den Rand, jedes Mal, den Rand dieser Euphorie und hinein in das Nichts, das sich einfach so vor mir auftat, ohne Vorwarnung, ohne Vorzeichen, eine Falltür im Boden, die aufsprang und in die ich lautlos hineinfiel.

Natürlich wusste ich irgendwann, wie der Mechanismus funktionierte. Ich wusste, dass ich mich eines Tages wieder besser fühlen würde, ich wusste das – aber ich *fühlte* es nicht, und das war ein gravierender Unterschied. Wenn die Depression da war, saß ich in meinem Zimmer, an meinem Schreibtisch und sah die Dinge an, die gestern noch geleuchtet hatten: meine Bücher, die Texte meiner Kommiliton*innen, die Notizen in meinen Heften – aber sie gaben kein Licht mehr ab, sie waren matt, sie blieben dunkel. Dabei waren es nicht die Dinge um mich herum, die sich verändert hatten. Die Depression veränderte mich. War sie da, war ich kein Resonanzkörper mehr für das Licht.

In der Stille der langen Semesterferien im Sommer kehrte neben der Depression eine zweite alte Bekannte zurück: die DP. Sie hatte sich durch den Einzug einer neuen Mitbewohnerin vorübergehend abgemildert. Zu wissen, dass abends jemand nach Hause kam und ich nachts nicht allein in der Wohnung war, hatte gereicht, um sie in Schach zu halten. Natürlich war das Problem damit aber nicht wirklich beseitigt. Als meine Mitbewohnerin ankündigte, zwei Wochen nach Frankreich in den Urlaub zu fahren, geriet ich unvermittelt in Panik. 14 Tage allein in der Wohnung bleiben? Unvorstellbar. Binnen weniger Stunden baute sich ein so starkes Angstgefühl auf, dass ich wieder Suizidgedanken bekam. Ich war selbst entsetzt darüber, wie schnell das ging und wie wenig ausreichte, um mich an diesen Punkt zu bringen. In diesem Moment wurde mir klar, dass es so nicht weiterging. Ich konnte nicht mein Leben lang auf der Flucht verbringen, auf der Flucht vor der DP. Obwohl mir meine ambulante Therapie in Bezug auf meine Borderline-Erkrankung eine gute Unterstützung war, was die DP betraf, war die eine Stunde in der Woche einfach nicht genug. Ich recherchierte im Internet und fand eine Klinik in Mainz, die auf die Behandlung von DPDR spezialisiert war; die einzige in Deutschland. Als meine Mitbewohnerin abreiste, ließ ich mich in Mainz auf die Warteliste setzen. Es war an der Zeit, dieser Angst ins Gesicht zu schauen, wenn ich nicht den Rest meines Lebens panisch vor den Symptomen der DP weglaufen wollte.

Auf meinem Balkon roch es nach Zitronenmelisse und abends hingen die Hummeln schwer und staubig im Lavendel, als ich nach fünf Wochen den Anruf bekam, dass ein Klinikplatz frei geworden war. Es war das erste Mal, dass ich auf dem Weg in eine Klinik nicht weinte. Natürlich hatte ich trotzdem Angst – Angst vor der Unterbringung im Doppelzimmer, Angst vor dem Therapiestundenplan, Angst vor den festen Essenszeiten. Aber es war eine aktive Entscheidung gewesen, wohlüberlegt, ich wollte die Botschaft der DP verstehen. Warum war sie in meinem Leben? Was wollte sie von mir?

Ich fuhr mit dem Zug nach Frankfurt, Jakob nahm mich in Empfang und brachte mich am nächsten Morgen um sieben das letzte Stück mit dem Auto zur Klinik. Als wir über den Rhein fuhren, über die Brücke, die nach Mainz führte, stand ein Regenbogen am Himmel.

Vor dem Klinikgebäude verabschiedete Jakob mich mit einer langen Umarmung. Dann trug ich meinen Koffer in den ersten Stock auf die Station für Psychosomatik und wartete vor dem Stationszimmer. Die Wände im Flur waren quittengelb gestrichen. Ich weiß nicht, warum die Wände in psychosomatischen Kliniken so oft in Quitte gestrichen sind, vielleicht ist das die Farbe, für die solche Stationen einen Sonderrabatt erhalten. Natürlich ist diese Farbe nur Schadensbegrenzung, denn der Rest der Innenräume besticht mit hässlichen, blau bepolsterten Schwingsesseln und grau meliertem Linoleum. Auf dem Tisch im Empfangsbereich stand ein trauriger Lavendelbusch aus Plastik und daneben lag eine Packung Taschentücher. Eine andere Patientin wurde zeitgleich mit mir aufgenommen. Die Luft war dampfig, wir saßen direkt neben der Waschküche, in der ein Trockner seine monotonen Runden drehte. Die Schwester brachte uns einen Schwung Papiere, einen Salat aus Einverständniserklärungen. Wir leisteten Unterschriften im Akkord. Auf dem

Aufnahmebogen wurde die Station abgekürzt – schlicht: Psychos. Während wir noch eifrig unterschrieben, kam eine Gruppe meiner zukünftigen Mitpatient*innen den Flur entlang. Zwei von ihnen setzten sich direkt zu uns.

»Hast du DP, DR oder beides?«, fragte mich eine blonde junge Frau.

»DP«, antwortete ich lachend. Offenbar war ich hier wirklich genau richtig.

Der Klinikaufenthalt sollte eine Kur für meine Seele sein. Er war es auch – auf lange Sicht betrachtet. Zunächst aber brachte er eine Erstverschlimmerung mit sich, die es in sich hatte. Das psychodynamische Therapiekonzept der Klinik stellte das Leben, das ich vorher gelebt hatte, vollkommen auf den Kopf. Für Außenstehende mag es in dieser Zeit so ausgesehen haben, als ob die Klinik alles nur noch schlimmer gemacht hatte – aber manchmal muss man einen Tiefpunkt erreichen, von dem aus man ganz neu starten kann.

Die psychodynamische Therapie orientiert sich an der Psychoanalyse, dem Therapiemodell von Sigmund Freud. Aus der Psychoanalyse haben sich im Laufe der Zeit die verschiedenen Schulen der Tiefenpsychologie entwickelt. Das psychodynamische Modell geht davon aus, dass sich psychische Störungen durch unbewusste Konflikte und Beziehungsmuster entwickeln, die bereits in der Kindheit entstanden sind. Zentral ist der Begriff der Abwehr – Abwehrmechanismen, so Freuds Annahme, sind Verhaltensmuster, die wir unbewusst einsetzen, um unangenehmen Gefühlen und Impulsen aus dem Weg zu gehen. Die Mechanismen helfen zunächst, die bedrohlichen Inhalte entweder vollständig zu verdrängen oder zumindest auf ein erträgliches Maß zu verringern. Langfristig aber führen die Abwehrmechanismen dazu, dass wir den Kontakt zu unserem wahren Selbst verlieren und im schlimmsten Fall psychische Erkrankungen entwickeln – zum Beispiel eine DPDR. In der Klinik gab es ein breites therapeutisches Angebot, um diesen Abwehrstrategien auf den Leib zu rücken: Gruppentherapie, Tanztherapie, Ergotherapie – der Stundenplan war fordernd, mit schwerem Gerät wurde an die Oberfläche befördert, was jahrelang unter Verschluss gehalten worden war. Wer sich nicht vollkommen verweigerte, den brach es auf wie eine Nussschale.

Alles an diesem Sommer machte mir plötzlich Angst, die Symptome der DP verschlimmerten sich zusehends. Auch die Gegenwart anderer half jetzt nur noch bedingt. Ich lief wie ein Zombie durch die Gänge der Klinik, über die Wiese davor, durch den botanischen Garten, absolut taub und in der furchtbaren Angst gefangen, dass ich mich nie wieder spüren würde, mich nie mehr normal fühlen würde. Das Gefühl der Entfremdung war so heftig wie nie zuvor, es durchtränkte meine Tage, meine Gedanken, jeden meiner Schritte, und es gelang mir kaum, mich von der zwanghaften Selbstbeobachtung zu befreien. Ich ließ meinen Instagram-Account schweigen, ich beantragte ein Urlaubssemester, ich verschob den Veröffentlichungstermin meines Buches. Nichts ging mehr.

Wie sollte ich in mein Leben zurückkehren, wenn ich doch im Grunde gar nicht mehr wirklich vorhanden war? Die Gesichter meiner Eltern, die mich jeden Sonntag besuchen kamen, wurden immer ernster. Ich war in die Klinik gegangen, um Hilfe zu bekommen, und nun ging es mir von Tag zu Tag schlechter. Ständig brach ich in Tränen aus, weil mein Ich-Gefühl so abhandengekommen war, als hätte ich mich vollkommen aufgelöst.

Meine Familie, meine Freund*innen, Jakob, sie alle sorgten sich und nahmen mich besonders fest in den Arm, wenn sie da waren, als könnten sie mich wieder in mich selbst zurückschieben. Ich spürte, wie alle um mich herum den Atem anhielten. Meine Familie, die Leute vom Verlag, die Menschen, die mir jahrelang auf Instagram gefolgt waren. Niemand hatte damit gerechnet, dass es mir noch einmal so schlecht gehen würde. Nur die Therapeut*innen waren unbesorgt – es sei normal, dass sich die Symptome verschlechterten, wenn es ihrer Ursache an den Kragen ginge.

In der Klinik hörte ich zum ersten Mal, was laut Lehrmeinung als Ursache für die Entwicklung eines Depersonalisationssyndroms vermutet wurde. Der Chefarzt der Station, Dr. Matthias Michal, forscht seit Jahren zu diesem Thema. Er ist einer der wenigen Fachärzte für Psychosomatische Medizin und Psychotherapie in Deutschland, die sich auf dieses Störungsbild spezialisiert haben. Seiner Meinung nach entwickeln Menschen eine DPDR, die eine Affektphobie haben – also eine übersteigerte Angst vor den eigenen Gefühlen, den Affekten. Viele meiner Mitpatient*innen beklagten wirklich eine Art Abgestumpftsein, eine fehlende innere Verbindung zu ihren Emotionen, die sie oft gar nicht richtig greifen oder benennen konnten. Damit konnte ich mich zunächst überhaupt nicht identifizieren. Ich und kein Kontakt mit meinen eigenen Gefühlen? Ich hatte doch so viele! Rutschte doch ständig durch die verschiedensten Stimmungen und nahm sie so intensiv wahr! Meine Therapeutin erklärte mir, dass es bei diesem Behandlungsmodell um einen gesunden Umgang mit den eigenen Gefühlen ging – sie also weder komplett zu verleugnen noch in ihnen zu versinken, wie ich es so oft tat. Auch das »Absaufen« in Gefühlen kann ein Ablenkungsmanöver sein.

Dass ich mich in den Gefühlen regelmäßig verlor, war nicht gleichbedeutend damit, dass ich sie wirklich *fühlte*. Vielmehr blieb ich darin stecken, statt sie bis zum Ende zu *durchfühlen*. Ich hatte schlichtweg nicht gelernt, wie es geht, ein Gefühl einfach zu bezeugen und mit ihm da zu sein. Aber nur so kommt man durch sie hindurch und dorthin, wohin sie uns hinbringen wollen: auf eine andere, bessere Seite. Ich erreichte dieses andere Ufer fast nie von selbst, sondern watete im Schlamm, bis mich irgendetwas oder irgendjemand von außen herausriss. Dann starrte ich jedes Mal voller Entsetzen zurück und glaubte, etwas Derartiges kein weiteres Mal zu überleben. Gesunde Gefühlsverarbeitung war das nicht.

Das Programm, mit dem die Klinik arbeitet, basiert auf der Arbeit einer Psychologin der Harvard Medical School, Dr. Leigh McCullough. Es lieferte mir erstmals eine Erklärung für meine Gefühlsmuster: Als Kind hatte ich die Erfahrung gemacht, dass ich in meinen Gefühlen, in meiner Verzweiflung allein blieb – dass ich in diesem Sturm einfach verloren ging, dass es keinerlei Halt gab. Immer wieder waren meine Wut, meine Ängste und Traurigkeit für nicht angemessen erklärt worden, war ich als »hysterisch« bezeichnet worden. All das verhinderte, dass ich meine Gefühle als Erwachsene überhaupt wirklich zulassen und durchleben konnte. Ich hatte zu erfahren verpasst, dass meine Gefühle nicht ewig andauerten, wenn ich sie wirklich zuließ. Dass sie, wie uns die Therapeut*innen in der Klinik erklärten, einen Scheitelpunkt hatten, ab dem ihre Intensität wieder abnahm. Mir fehlten die Werkzeuge, die Unterstützung und auch der Glaube daran, dass ich diese tiefen Gefühle von Schmerz und Verlust wirklich überleben konnte. In einem Therapie-Manual fand ich schließlich folgenden Satz: »Wenn man Gefühle auf eine gesunde Art und Weise behandelt, machen sie die Dinge nicht schlimmer, sondern besser.« Es klang banal. Aber diese Botschaft war so wichtig. Mich vor meinem eigenen Innenleben zu fürchten, das war über die vielen Jahre normal für mich geworden. Die Aussicht darauf, einen anderen, einen befreiten Umgang mit meinen Gefühlen zu finden, gab mir die Kraft, mich auf diesen therapeutischen Lernprozess einzulassen.

Auf der psychosomatischen Station war viel Platz für Gefühle. Der Alltag blieb draußen, die Arbeit, der Berufsverkehr, der Wochenendeinkauf. Wir hatten Zeit, wir trugen Jogginghosen mit weichen Bünden, und an den Sonntagen kamen unsere Familien zu Besuch und aßen matschigen Käsekuchen im angegliederten Klinikcafé. Im Erdgeschoss, in der kleinen Turnhalle mit den Gummibällen und der Fensterfront, machten wir Nackengymnastik oder tanzten uns die Gefühle vom Leib. Und ich stellte fest, dass es Gefühle gab, die ich noch nie unverfälscht erlebt hatte – immer waren sie vermischt gewesen, hatten sich getarnt im alten Schmerz meiner traumatischen Bindungserfahrungen.

An einem Nachmittag legte die Therapeutin in der Tanzstunde ein besonderes Lied auf. Ich kannte es gut und freute mich zunächst, die vertrauten Klänge zu hören. Wir begannen, uns zu bewegen, ich lief die kurze Seite der Halle entlang, mit leicht wippenden Schritten, und dann um die Ecke und mitten in ein Gefühl hinein. Es erwischte mich so heftig, dass ich inmitten der Bewegung erstarrte. Jeder Versuch, Widerstand zu leisten, schien zwecklos. Ich stand da und fing schlagartig an zu weinen. Plötzlich war ich nicht mehr hier, in der Klinik, sondern in Wiesbaden, in dem kleinen Haus in Sonnenberg, zwei Jahre zuvor, und Jakobs Bild tauchte vor mir auf. Wie sehr ich mich bemüht hatte, unsere Ehe zu retten! Und wie allein ich damit gewesen war. Wir hatten uns geliebt, aber dieses Boot war abgetrieben, egal, wie sehr ich versucht hatte, es auf Kurs zu halten. Ich dachte an meine Versuche, Jakob zu einer Paartherapie zu überreden, an die vielen Male, die ich ihn gebeten hatte, mit mir zu sprechen, weil ich gesehen hatte, worauf wir zusteuerten. Aber Jakob hatte geschwiegen. War ausgewichen. Irgendwann war er kaum noch zu spüren gewesen. Ich fühlte zum ersten Mal, wie traurig es war, dass Jakob unser Wir einfach losgelassen hatte. In dem Sommer, in dem ich Wiesbaden verlassen hatte, war all das vermischt gewesen mit meiner unendlichen Angst davor, wieder allein zu sein. Es waren die kindlichen Ängste, die sich in den Trennungsschmerz gedrängt hatten. Jetzt trat dieser Anteil ein Stück zur Seite und was übrig blieb, erschütterte mich in seiner Reinheit, in seiner Intensität. Das Gefühl, das mich übermannte, war warm und tief. Ein Beben aus der Mitte meiner Brust, schmerzvoll, aber sehr weich. Da stand ich, mitten in der Turnhalle, bekam von einer Mitpatientin die Box mit den Taschentüchern gereicht und verstand zum ersten Mal in meinem Leben den Unterschied zwischen dem Borderline-Schmerz und echter Traurigkeit. Meine dramatischen Schmerzzustände waren gar nicht das Resultat von zu viel Gefühl gewesen, sondern von zu wenig. Von zu wenig *echtem, gegenwärtigem* Gefühl. Es waren meine Abwehrmechanismen, die mich immer wieder in den Schmerz geschubst hatten, der die wahren Gefühle überdeckte. Der Borderline-Schmerz war keine Traurigkeit, er war vernarbtes Gewebe vergangener Traumata, die wieder aufbrachen. Seine Botschaft lautete: *Du bist schuld, niemand liebt dich genug, du musst dich zerstören.* Der Borderline-Schmerz mündete in Gedanken an die eigene Vernichtung, er wandte sich vom Leben und von mir selbst ab. Die

Traurigkeit war ganz anders. Sie wollte ins Leben, sie schloss die Liebe nicht aus, sie entsprang ihr sogar. Sie sagte: *Das war schön, das war kostbar für mich, und nun ist es zu Ende, und das tut weh.* Etwas zu betrauern, das man liebt, ist ein »guter« Schmerz. Es ist ein Schmerz, der Heilung bringt. Im Gegensatz zu den Borderline-Schmerzzuständen bringt die Traurigkeit eine Bewegung, eine Verschiebung von Energie. Etwas in meiner Brust löste sich, die Tränen brachten echte Erleichterung. Ich konnte Mitgefühl für mich haben, für Jakob, für uns, die wir vor sieben Jahren auf dem Standesamt in Wiesbaden Ja zueinander gesagt hatten. Es tat weh. Es würde immer wieder einmal wehtun, auch wenn alles richtig war, wie es jetzt war, und keiner von uns zurückgewollt hätte.

Gezeiten

Der Spätsommer glühte vor sich hin. Die Luft in den Therapieräumen war dicht und klebrig. Nach den Gruppenstunden lagen wir auf der Wiese vor der Klinik und ließen uns vom Abendwind abkühlen. Ich war kaum noch auf Instagram aktiv, dafür lebte ich mehr. Die Station, das kleine Doppelzimmer, der Gemeinschaftsraum, all das fühlte sich inzwischen vertraut an. Google Maps nannte die Klinik für Psychosomatik und Psychiatrie *Zuhause*. Im Supermarkt kaufte ich eine Lichterkette und hängte sie über mein Klinikbett. Die Ersten, die die Station wieder verließen, gingen mit rot geränderten Augen und hinterließen Lücken, in denen die Stille noch tagelang hing. Während wir uns im Abschiednehmen und Willkommenheißen der Neuen übten, bekamen wir zusätzlich zu unserem vollen Stundenplan den Zugang zu einem Online- Therapieprogramm, das die Uniklinik Mainz entwickelt hat. Es trägt den Titel *Die Kraft der eigenen Emotionen nutzen*, abgekürzt KEN. Zunächst war ich skeptisch – Wissensvermittlung per Computer? Ich konnte mir nicht vorstellen, dass dieses theoretische und selbst angelesene Wissen nennenswerte therapeutische Effekte haben konnte. Außerdem bezweifelte ich, darin noch viel Neues zu finden. Als ich aber schließlich doch begann, damit zu arbeiten, machte ich die Entdeckung, dass mir dieses auf den ersten Blick unscheinbare Programm auch nach vielen Jahren Therapieerfahrung die Welt noch einmal komplett neu erschloss. Es basiert auf dem Buch *Living Like You Mean It: Use the Wisdom and Power of Your Emotions to Get the Life You Really Want* von Ronald J. Frederick.

Kern des Programms ist ein Prozess in vier Schritten, der einen gesunden Umgang mit den eigenen Gefühlen ermöglichen soll.

Ich möchte hier, in aller Kürze, einen kurzen Abriss des Programms verfassen, weil es für mich zum wertvollsten Gut meiner Therapiegeschichte geworden ist und ich kein Buch für Betroffene und Angehörige schreiben kann, ohne ihnen die Möglichkeit zu geben, ebenfalls davon zu profitieren. Genau genommen ist es auch kein Programm ausschließlich für Menschen mit diagnostizierten psychischen Erkrankungen – die Essenz dieses Programms kann für jeden Menschen ein Gewinn sein. Ich halte das KEN-Programm für den Schlüssel zu echter Lebendigkeit. Wie unsere Gesellschaft wohl aussehen würde, wenn wir uns alle an die darin enthaltenen Ratschläge hielten? Es hält die Lernerfahrung bereit, dass unsere Gefühle zu einer Instanz werden können, die wir nicht mehr fürchten müssen, sondern die uns leitet – sowohl in alltäglichen Dingen als auch in richtungweisenden Entscheidungen.

Die vier Schritte des KEN-Programms lauten:
1. Sich seiner Gefühle und Abwehrmechanismen bewusst werden
2. Die eigene Angst bändigen
3. Die Gefühle durchleben
4. Sich öffnen

Schritt 1: Sich seiner Gefühle und Abwehrmechanismen bewusst werden

Im ersten Schritt identifizieren wir die Abwehrmechanismen, die wir uns unseren Gefühlen gegenüber angewöhnt haben. Um unseren Gefühlen nicht begegnen zu müssen, neigen wir zum Rationalisieren oder Bagatellisieren der Dinge, wir überanalysieren und intellektualisieren. Wir diskutieren so lange mit uns oder anderen, bis das ursprüngliche Gefühl nicht mehr vorhanden ist. Wenn wir wütend sind, suchen wir nach Entschuldigungen für das Verhalten der anderen, statt bei unserer erlittenen Verletzung zu bleiben. Wenn wir uns freuen, dämpfen wir unsere Freude, weil wir befürchten, vielleicht arrogant zu wirken. Wir reden wie ein Wasserfall – oder überhaupt nicht mehr. Wir putzen das Haus, wir treiben Sport, wir surfen im Netz, kaufen haltlos ein oder flüchten uns in Verabredungen und familiäre Verpflichtungen. Wir lächeln, obwohl wir uns traurig fühlen. Wir weinen, wenn wir eigentlich Grenzen setzen wollen. Wir suchen Ausflüchte, Erklärungen oder wechseln das Thema. Leugnen wir unsere Emotionen lange genug, reagiert auch unser Körper – mit muskulären Verspannungen oder körperlichen Symptomen in Form von Kopfschmerzen, Müdigkeit, Verdauungsbeschwerden. Die Liste von Abwehrmechanismen ist lang. Um unsere Verletzlichkeit nicht spüren zu müssen, machen wir die verrücktesten Verrenkungen.

Gefühle sind in unserer Gesellschaft ein Tabu. Und die Abwehrmechanismen, die wir täglich anwenden, um sie nicht spüren zu müssen, sind uns meistens nicht einmal bewusst. Trotzdem haben sie massive Auswirkungen auf unser emotionales Erleben: Dadurch, dass wir diese Abwehrmechanismen hochfahren, büßen wir all die Vorteile ein, die es mit sich bringt, in Kontakt mit unseren eigenen Emotionen zu sein. Vor allem verhindern sie, dass wir uns wirklich lebendig fühlen. Denn Gefühle lassen sich nicht partiell unterdrücken. Wenn wir versuchen, einen Teilbereich unserer Emotionen auszuschließen, regeln wir ihre Intensität grundsätzlich herunter. Wer sich die Traurigkeit verbietet, verbietet sich auch das Glück. Im ersten Schritt des Programms geht es also darum, die eigenen Abwehrmechanismen zu erkennen.

Um zu bemerken, dass wir in abwehrende Maßnahmen verfallen sind, müssen wir lernen, uns selbst sensibler und aufmerksamer zu beobachten. Nur so können wir überhaupt erkennen, wann wir ein Kerngefühl mit einem Abwehrmechanismus überdecken. Das Mittel, das wir in der Klinik an die Hand bekamen, um unsere wahren Gefühle überhaupt erst einmal wahrzunehmen, ist die Praxis von Achtsamkeit. Achtsamkeit ist Teil der buddhistischen Lehre und bezeichnet eine innere Haltung, die vielen Meditationspraktiken zugrunde liegt.

Im westlichen Kulturkreis wurde die Bedeutung von Achtsamkeit auch für die Psychotherapie besonders vom US-Amerikaner Jon Kabat-Zinn erkannt. Der emeritierte Professor für Medizin gilt als Experte der Achtsamkeitsmeditation und entwickelte an der Universität in Massachusetts ein achtsamkeitsbasiertes Programm, das Menschen dabei hilft, besser mit Stress, Angst und Krankheiten umzugehen. Kabat-Zinn definiert Achtsamkeit als wertfreies Aufmerksamsein im gegenwärtigen Moment. Alles, was wir wahrnehmen, wird dabei nur angeschaut – nicht bewertet. Besonders für Menschen, die ihre Gefühle in der Vergangenheit in »erwünscht« und »nicht erwünscht« eingeteilt haben, ist dieses Prinzip eine große Herausforderung. Viele von uns sind mit Eltern aufgewachsen, die weder mit ihren eigenen noch mit den Gefühlen ihrer Kinder achtsam und gesund umgehen konnten. Sie konnten uns nicht beibringen, was sie selbst nicht wussten. Aber die Fähigkeit, die eigenen Gefühle absichtslos wahrzunehmen und sie zu akzeptieren, lässt sich auch im

Erwachsenenalter noch lernen. In der Klinik übten wir uns täglich in Achtsamkeit. Dafür fanden wir uns jeden Tag vor dem Abendessen im Gruppenraum zusammen. Die Pfleger*innen lasen eine Achtsamkeitsmeditation vor, die uns dazu anleitete, uns ganz auf unseren Atem zu konzentrieren und ihn bewusst wahrzunehmen. Den Fokus auf die eigene Atmung zu legen, zu fühlen, wie die Atemluft ein- und ausströmt, hilft dabei, in der Gegenwart präsent zu werden. Die Sorgen um Vergangenheit und Zukunft nehmen ab. Die Gedanken ziehen einfach vorbei wie Wolken, ohne dass wir etwas mit ihnen tun müssen. Der Geist kommt im gegenwärtigen Moment zur Ruhe.

Wenn sie regelmäßig praktiziert wird, kann Achtsamkeit dabei helfen, sich für den Gedanken zu öffnen, dass unsere Gefühle weder richtig noch falsch sind. Sie sind einfach nur da. Wenn wir wütend sind, sind wir wütend. Wenn wir traurig sind, sind wir traurig – nichts daran ist falsch. Es ist einfach, wie es ist. Erst durch den Widerstand gegen unsere Gefühle und unsere Bewertung entstehen all die emotionalen Blockaden und mit ihnen eine Menge seelischer Probleme und Konflikte. Im KEN-Programm heißt es: »Wir wählen unsere Gefühle nicht und sie zu bekämpfen sorgt nicht dafür, dass sie weggehen. Wir müssen sie nicht mögen, aber wenn wir unsere Gefühle so akzeptieren, wie sie sind, und zulassen, dass sie etwas Platz haben, können wir damit anfangen, sie zu durchleben, um zu einem anderen und besseren Ort zu kommen.«

Achtsamkeit macht uns aufmerksamer – nicht nur für unsere Gefühle selbst. Sie hilft uns auch dabei, zu erkennen, wann wir in unsere Abwehrmechanismen verfallen. Erst dieser Schritt bringt uns in die Position, aktiv darüber entscheiden zu können, ob wir uns weiter dem abwehrenden Verhalten widmen wollen – oder ob wir herausfinden wollen, welche Gefühle gerade wirklich gesehen werden wollen. Wir sind nicht mehr auf Autopilot eingestellt. Allein zu bemerken, dass wir gerade ein Abwehrprogramm fahren, bringt uns zurück in den Fahrersitz. Jetzt können wir entscheiden: Machen wir so weiter oder wählen wir einen neuen Weg?

Schritt 2: Die eigene Angst bändigen

Leider gilt für jede Veränderung: Erst einmal fühlt sie sich furchtbar an. Wir haben unsere Gefühle aus guten Gründen unterdrückt und spüren einen starken inneren Widerstand, uns auf die Emotionen wirklich einzulassen. Zu Beginn der Therapie hatte ich oft den Eindruck, dass eine regelrechte Blockade in mir stand – ein fest gezimmertes Gebilde, gegen das ich mich mit aller Kraft stemmen musste, um mich stärker auf mich selbst einzulassen. Aber auf genau dieses aufkeimende Unbehagen ist das Therapieprogramm vorbereitet. Schritt 2 besteht aus einfachen Techniken, die dabei helfen, die Angst im Umgang mit den Gefühlen auf ein erträgliches Maß zu reduzieren. Wie vieles im KEN-Programm wirkten sie auf mich zunächst banal. Konsequent geübt und angewendet helfen diese Strategien aber tatsächlich:

1. Erkennen und einfaches Benennen der Gefühle: Ich habe Angst. Ich bin wütend. Ich freue mich usw.

2. Achtsam beobachten und beschreiben, was körperlich erlebt wird. Nur beschreiben – nicht bewerten. Man kann zum Beispiel beginnen mit: »Jetzt bemerke ich, wie … mir warm wird … mein Magen sich zusammenzieht … ich einen Kloß im Hals habe.« Das nüchterne Beschreiben der körperlichen

Reaktionen nimmt den Gefühlen etwas von ihrer Bedrohlichkeit. So wird klarer, was gerade wirklich passiert. Es ist eine Art von Distanz, die nicht gegen das Wesentliche abschirmt, sondern dabei hilft, es zu erfassen.

3. Atemtechniken anwenden: Beim Umgang mit Angst und Unbehagen spielt die Atmung eine wichtige Rolle. Techniken wie die 4-7-8-Übung helfen, Anspannung zu lindern und das Nervensystem zur Ruhe zu bringen. Dafür wird die Zungenspitze hinter den oberen Vorderzähnen auf das Zahnfleisch gelegt. Dann einmal komplett ausatmen. Durch die Nase einatmen, dabei innerlich bis vier zählen. Sieben Sekunden lang den Atem anhalten. Anschließend acht Sekunden lang kräftig und geräuschvoll durch den Mund ausatmen. Diesen Ablauf viermal hintereinander wiederholen.

4. Positive Visualisierung: Hier geht es nicht darum, mit positiven Bildern den Schmerz zu betäuben, sondern kleine Inseln der Entspannung und Entlastung einzubauen, wenn sie benötigt werden. Verschnaufpausen, in denen Bilder oder Erinnerungen ins Gedächtnis gerufen werden, die mit positiven Gefühlen verbunden sind. Wenn etwas Beruhigung eingetreten ist, kann man sich dem ursprünglichen Gefühl behutsam und achtsam von Neuem widmen.

Schritt 3: Die Gefühle durchleben

Der Fokus des Therapieverfahrens in der Klinik lag klar auf den Gefühlen, den Affekten – daher auch der Name: affektfokussierte psychodynamische Psychotherapie. In meinen vorangegangenen

Gesprächstherapien hatte ich oft den Eindruck gehabt, dass ich zwar über die Gefühle *redete*, sie aber selten wirklich an die Oberfläche kommen ließ. Oft zeigten sie sich nur kurz und versickerten dann in den vielen Worten, die um sie gemacht wurden. Die körperliche Ebene des emotionalen Erlebens blieb meist unerwähnt. Im KEN-Programm heißt es daher: »Wenn wir keinen Körper hätten, würden wir keine Gefühle haben. Es würde keinen Ort geben, an dem wir sie fühlen könnten.« Ich hatte mir das nie vorher so klargemacht: Unsere körperlichen Symptome SIND die Gefühle. In der Klinik lernten wir erst einmal, welche Körpersymptome zu welchem Gefühl gehören: der Kloß im Hals, der Traurigkeit auslösen kann. Die erhöhte Körperwärme und die muskuläre Anspannung von Ärger. Die kalten, schwitzigen Hände und das flaue Gefühl im Magen, die Angst ausdrücken. Das sich ausdehnende Gefühl von Wärme in der Brust, wenn wir lieben. Unsere Tendenz, wegzuschauen und den Blick abzuwenden, wenn wir Scham empfinden. Zu jedem Gefühl gibt es eine Liste an körperlichen Symptomen und Reaktionen, durch die diese Gefühle überhaupt erst wahrnehmbar sind.

Wir sind darauf trainiert, von »oben nach unten« zu fühlen, also vom Kopf in den Körper. Allzu oft passiert Folgendes: Unser Verstand signalisiert uns, dass es in einer Situation nicht angemessen oder vernünftig wäre, sich wütend, traurig oder euphorisch zu fühlen, und in der Folge lassen wir die Emotion gar nicht erst hochkommen. Manchmal denken wir auch, dass wir ein bestimmtes Gefühl in einer Situation haben müssten, weil das normal wäre – ein Gefühl, von dem wir der Meinung sind, dass wir es in der jeweiligen Situation haben *sollten*. Dabei ignorieren wir, dass unser Körper uns eigentlich etwas ganz anderes signalisiert.

Wir *erdenken* uns ein Gefühl und suchen es dann in unserem Körper – nur funktionieren die Gefühle so nicht. Es geht genau andersherum: Hören wir zuerst in unseren Körper und geben den Empfindungen, die wir dabei beobachten, erst im Anschluss einen Namen, erhöhen wir die Chance, wirklich herauszufinden, was wir fühlen.

Wenn wir uns über unsere Gefühle nicht im Klaren sind, hilft es nicht, darüber nachzudenken. Stattdessen können wir uns fragen: *Wie fühlt es sich in meinem Körper an?* Dabei arbeiten wir von unten nach oben. Wir beginnen bei den Körpersymptomen und entschlüsseln anhand ihrer Ausprägung, was *wirklich* gerade in uns vorgeht.

Menschen, die man nach ihrem Gefühl fragt, drücken außerdem oft Meinungen oder Gedanken aus. Wir sind es in unserer Gesellschaft kaum noch gewohnt, uns emotional zu öffnen und auszudrücken, dass und wie uns etwas berührt. Es gibt einen kleinen, aber wirksamen Test, um herauszufinden, ob wir gerade im Kopf oder wirklich bei unseren Gefühlen sind: Lässt sich in dem Satz, den wir gewählt haben, das Wort »fühlen« mit dem Wort »denken« ersetzen?

»Ich hatte das Gefühl, dass er nicht mit mir reden wollte« kann man zum Beispiel so umformulieren: »Ich denke, dass er nicht mit mir reden wollte.«

So drücken wir zwar ein Unbehagen aus, aber nicht, wie wir uns gefühlt haben. Ein Satz, der wirklich ausdrückt, was emotional in uns vorgegangen ist, könnte lauten: »Ich bin traurig darüber, dass er nicht mehr mit mir gesprochen hat.«

Zunächst kostet es Überwindung, das eigene Gefühl so direkt wahrzunehmen und zu benennen. Wir spüren unsere Verletzlichkeit, fühlen uns vielleicht nackt und bloßgestellt. Die Angst, die uns bisher davon abgehalten hat, diese Gefühle zuzulassen, ist groß. Es sind die Schatten unserer kindlichen Erfahrungen, die uns so vorsichtig und ängstlich werden lassen – aber wenn wir uns trauen, uns für das eigene Erleben zu öffnen, erfahren wir eine deutliche Abnahme von Ohnmachts- und Taubheitsgefühlen und eine Zunahme echter Vitalität.

Schritt 4: Sich öffnen

Im vierten Schritt des Programms geht es darum, die wiederentdeckten Gefühle mit anderen zu teilen. Die eigenen Gefühle auszusprechen, verändert uns grundlegend. Ein Mitpatient brachte es auf den Punkt, als er über das Einüben der neuen Verhaltensweisen sagte: »Ich habe noch nie etwas so Ernsthaftes gemacht.«

Diese neue Form der Ehrlichkeit sich selbst und anderen gegenüber bringt Bewegung in unsere Beziehungen. Mit manchen Menschen funktioniert das wunderbar. Aus den weiten Hallen, in denen man sich vorher die Dinge nur zugerufen hat, werden Wohnzimmer, die Räume werden wärmer, man sitzt bei gedämpftem Licht zusammen und erzählt sich voneinander.

Mit anderen Menschen ist es schwieriger. Vor allem unsere Familien können sich mit unseren Veränderungen schwertun. Wir rütteln an alten Verhaltensmustern und treffen vielleicht auf die Angst davor, das Bestehende einzureißen – auch wenn es noch so brüchig und dysfunktional gewesen ist.

Wenn die erwünschte Reaktion aus dem Umfeld nicht kommt, die gewünschte Entschuldigung ausbleibt, ein Entgegenkommen nicht stattfindet oder eine Bitte zurückgewiesen wird, müssen wir akzeptieren, dass wir nur uns selbst ändern können. Die Menschen um uns herum haben ihren eigenen Weg. Manchmal sind erstaunliche Dinge möglich und unsere Beziehungen verbessern sich einfach nur dadurch, dass wir uns anders verhalten. Manchmal ist das Resultat dieser inneren Arbeit aber auch, dass wir einen Kontakt beenden oder herunterfahren und unsere Energie und Zeit auf andere Menschen und Begegnungen lenken müssen. Weil wir mehr im Kontakt mit unseren Gefühlen und legitimen Bedürfnissen sind, erkennen wir besser, wann es sich lohnt, in eine Beziehung zu investieren, und wann es sinnvoller ist, nach neuen Beziehungen Ausschau zu halten, in denen beide Seiten Wert auf aufrichtige emotionale Verbundenheit legen. Vielleicht entdecken wir auch, dass wir manchen Menschen gegenüber widersprüchliche Gefühle haben. Diese Widersprüchlichkeit dürfen wir zulassen. Wir können jedes Gefühl anschauen und präsent mit ihm sein. Diese Art von Achtsamkeit ist der erste Schritt auf dem Weg zu einem gesünderen Umgang mit uns selbst.

Wie führt man nun am besten Gespräche über die eigenen Gefühle? Es kann hilfreich sein, das Unbehagen selbst zum Thema zu machen und zu unserem/unserer jeweiligen Gesprächspartner*in zu sagen: »Ich fühle mich sehr verletzlich, wenn ich dir von mir erzähle, und das ist schwer für mich. Aber ich will trotzdem versuchen, dir zu sagen, was in mir vorgeht.«

Der Ausdruck unserer Gefühle muss dabei gar nicht besonders poetisch oder kompliziert sein. Wir reflektieren, entschuldigen und erklären sowieso schon genug. Es reicht vollkommen, zu sagen: »Ich bin traurig, weil ...« oder: »Ich fühle mich glücklich, weil ...«

Für viele Menschen ist es besonders schwer, Wut und Ärger zuzulassen, speziell wenn er sich gegen Menschen richtet, die wir lieben. Dahinter steckt oft die Befürchtung, dieses negative Gefühl würde sofort alle positiven Gefühle für die andere Person aufheben. Aber natürlich tut es das nicht. Im Gegenteil, indem wir den Ärger zulassen und diesen auch ausdrücken, durchleben wir die Wut, bis sie schließlich nachlässt und wir eine neue und tiefere Ebene mit unserem Gegenüber finden. Auf lange Sicht stärkt das eine Beziehung sogar. Verdeckter Groll, der das Klima langsam vergiftet und der sich an unpassender Stelle dann explosionsartig entlädt, kann so gar nicht erst entstehen. In Gesprächen über unsere Emotionen bleiben wir am besten bei reinen Ich-Aussagen und konzentrieren uns auf die Gefühle, die das Verhalten einer anderen Person in uns auslöst. Wir verzichten darauf, ihr Vorhaltungen wegen ihrer vermeintlichen Charakterfehler zu machen. Auch ganz konkret formulierte Aufforderungen helfen dabei, das Gespräch zu einem konstruktiven Abschluss zu bringen. Nicht nur den Wunsch nach Unterstützung zu äußern – sondern ganz explizit zu erklären, wie sie genau aussehen kann: eine Umarmung, die Einhaltung einer gesetzten Grenze, mehr gemeinsame Zeit. Wir dürfen ruhig ganz konkret werden – denn nur wenn wir zugeben, welche Bedürfnisse wir haben, haben wir überhaupt eine Chance, sie erfüllt zu bekommen.

Und wenn das nicht geschieht, haben wir mit den vier Schritten immer noch ein Werkzeug, um mit den aufkommenden Gefühlen von Enttäuschung und Trauer zurechtzukommen. Unsere Gefühle wollen nichts anderes als gesehen werden. In erster Linie von uns selbst. Wir sind die Person, die unserem Gefühl immer die Rückversicherung geben kann, dass es da sein darf.

Unsere Gefühle sind uns dienlich – sie sind nicht hier, um uns fertigzumachen. Ärger zum Beispiel motiviert uns, wichtige Grenzen zu setzen und eigene Bedürfnisse geltend zu machen. Traurigkeit dient dem Ruf nach sozialer Unterstützung und der Verarbeitung von Trauer. Nähe und Liebe motivieren uns, anderen gegenüber fürsorglich und empathisch zu sein. Sind wir mit unseren Gefühlen in Kontakt, können wir die Beziehungen aufbauen, die wir wirklich wollen. Wir können damit aufhören, immer neue Auflagen der alten, destruktiven Bindungserfahrungen zu produzieren, die uns bereits in unserer Kindheit viel Schmerz zugefügt haben. Natürlich kommt es im Laufe dieses Lernprozesses zu Konflikten und Enttäuschungen. Aber wenn wir die oben aufgeführten Schritte beachten, können wir die Erfahrung machen, dass wir die Bindungen zu unseren Bezugspersonen nicht verlieren, auch wenn sich der Kontakt zwischenzeitlich schwierig gestaltet.

Selbstverständlich gibt es auch Situationen, in denen abwarten hilfreich ist. Ein Gefühl ganzheitlich zu erleben, bedeutet nicht, es immer auch an Ort und Stelle auszuleben. Manchmal ist es notwendig, ein Gefühl quasi so lange zu konservieren, bis genügend Zeit und ein sicherer Raum vorhanden sind, um sich ihm zu widmen. In diesen Fällen sollte aber gelten, dass das Durchleben des Gefühls nur verschoben ist – und nicht, dass wir es einfach unterdrücken und schließlich vergessen. Dann kann es ein echter Akt der Selbstfürsorge sein, abzuwarten und später darauf zurückzukommen.

Die vier Schritte des KEN-Programms wurden für mich zu einem wichtigen Instrument. Meinen Gefühlen Raum zu geben, allen voran Traurigkeit und Wut, hat sich als erfolgreiche Depressionsprophylaxe bewährt. Vergesse ich diese Möglichkeit und erstarre, weil ich mich vor einem Gefühl fürchte, rutsche ich ein bis zwei Tage später unweigerlich in die nächste depressive Phase. Der Schmerz verschwindet nicht, nur weil ich ihn ignoriere. Er sucht sich andere Wege und kommt als Depression, Panikattacke oder DP wie ein Bumerang wieder zu mir zurück. Auch wenn es teilweise zu unangenehmen Konfrontationen und ernüchternden Einsichten kam – nicht einen Tag lang bereue ich es, mich auf diesen Weg gemacht zu haben. Es ist vielleicht die beste Sache, die ich je fertiggebracht habe. Die Wunden aus meiner Kindheit bekommen eine echte Chance zu heilen. Ich habe in der Klinik vieles in meiner Lebensgeschichte verstanden. Durch autobiografische Schreibübungen und den Austausch in den Gruppentherapien habe ich erkannt, dass das emotionale Klima in meiner Kindheit sehr schwierig gewesen ist. Ich habe unter diesen Umständen mein Bestes gegeben. Das Teilen meiner Emotionen als ein Geschenk zu betrachten, das ich anderen mache, und keine Schuldgefühle mehr darüber zu empfinden, mich zu zeigen, weil das »zu viel« oder »unangemessen« sein könnte, befreit mich von einer schweren Last. Statt die Scham, die ich als Kind für meine Gefühle empfunden habe, immer weiterzutragen, kann ich Mitgefühl für mich entwickeln.

Die Klinik weckte in mir die Hoffnung, dass es auch für mich möglich sein kann, ein höheres Maß an Zufriedenheit und seelischer Gesundheit zu erreichen. Maßgeblichen Anteil daran hatte auch die Therapeutin, die mir während des Aufenthalts für meine Einzelsitzungen zugeteilt worden war. Sie war die jüngste meiner bisherigen Psychotherapeut*innen. Mit allen anderen hatte ich mich weitaus weniger identifizieren können, sie waren immer deutlich älter gewesen, hatten an ganz anderen Stellen im Leben gestanden. Im Sprechzimmer der Station für Psychosomatik saß mir das erste Mal eine Frau gegenüber, die genauso gut eine Kollegin oder eine Freundin hätte sein können. Wie sie so vor mir saß, mit geradem Rücken, in Wollrock und Bluse, sah sie aus wie jemand, der sein Leben im Großen und Ganzen im Griff hatte. Und sie wirkte glaubwürdig. Ich nahm ihr ab, dass sie das, was sie uns in der Klinik erst mühsam beibrachten, selbst schon lebte: Sie konnte Mitgefühl haben, ohne sich selbst darin zu verlieren. Sie konnte Grenzen setzen, ohne zu verhärten. Und wenn ich ihr von meinen Problemen erzählte, dann stellte sie Fragen, die mich dazu brachten, die Abwehr fallen zu lassen und mich wirklich zu öffnen. Immer wieder war ich verblüfft von der Einfachheit ihrer Lösungsvorschläge und davon, wie gelöst sie mit Gefühlen umging. Wenn ich ihr von einem Konflikt oder einer angespannten Situation erzählte, war ihre erste Frage immer: »Und was hat die Person gesagt, als Sie ihr von Ihren Gefühlen erzählt haben?«

Und jedes Mal mussten wir lachen. Weil ich mich gar nicht getraut hatte, der betreffenden Person davon zu berichten. Die einfachste Sache der Welt, anderen mitzuteilen, wie ich mich fühlte – oft fiel mir das einfach gar nicht ein. Manchmal kommunizierte ich sogar das absolute Gegenteil: Ich gab mich stark und unabhängig, besonders dann, wenn ich mich eigentlich unsicher und verwundbar fühlte. Meine Therapeutin ermutigte mich, beherzt auf meine Gefühle zuzugehen und sie anderen unverstellt mitzuteilen. Sie gab mir immer wieder die Zuversicht, nichts spreche dagegen, dass ich selbst irgendwann an diesen Punkt käme. Ihre Zuversicht und ihr Glaube an ihre Patient*innen waren unerschütterlich. In den acht Wochen, die ich auf der Station verbrachte, konnte ich mir an ihrer Unerschrockenheit ein Beispiel nehmen. Es gelang ihr, mich für einige Augenblicke die Welt durch ihre Augen sehen zu lassen. Und in einer meiner Stunden saß ich ihr gegenüber und dachte: *Warum eigentlich nicht? Warum sollte ein mutiger Umgang mit den eigenen Gefühlen nicht auch für mich möglich sein?*

Als das Ende meiner Klinikzeit näher rückte, nahte draußen der Herbst. Die Kronen der Kastanien färbten sich braun, ich lief in die Stadt, um eine Strickjacke zu kaufen. Während Wind und Regen die Wärme der letzten Sommertage verscheuchten, ging die Saat der Therapie allmählich auf: Je mehr ich mich meinen Gefühlen widmete, je intensiver ich mich mit der Realität um mich herum verband, mit den Menschen, den Ereignissen, mit meinen ursprünglichen Wünschen und Träumen, umso mehr fand ich zurück in meinen Körper. Die Symptome der DP nahmen ab. Ich übte sogar ganz bewusst das Alleinsein, zog mich stundenweise in den nachmittags verwaisten Musikraum zurück, ohne Ablenkung, ohne Handy, nur mit der Armbanduhr einer Mitpatientin. Endlich war ich nicht mehr auf der Flucht. Ich brauchte keine Dauerbeschallung mehr, kein Radio, keinen laufenden Fernseher. Ich konnte in dem stillen Raum einfach nur dasitzen und atmen. Das war zwei Jahre lang kaum möglich gewesen, ohne dass Angst und DP sich gegenseitig hochgeschaukelt hatten. Anfangs hatte ich noch ein mulmiges Gefühl, wenn ich die Tür zum Musikraum hinter mir zuzog, aber als ich das letzte Mal vor meiner Entlassung darin saß, fühlte ich mich ruhig und gelöst. Ich schrieb ein paar Gedanken auf, spielte ein paar Takte auf dem weißen Klavier in der Ecke. An einem Wandschrank hing eine Zeichnung von einem Baum in verschiedenen Stadien des Wachstums. Ganz links, unter der kleinsten Pflanze, gerade mal ein Keimling mit wenigen Blättern, stand: *Verhaltensweise*. Das schon größere Bäumchen hatte bereits einen richtigen Stamm und eine kleine, dichte Krone. *Gewohnheit* stand darunter. Schließlich war ein ausgewachsener Baum zu sehen, er hatte Wurzeln, die tief in den Boden reichten, und ein ausladendes Dach aus dichten Blättern. *Persönlichkeit* stand unter ihm. Ich warf einen Blick auf den Bildtitel, er lautete: *Entwicklung von Selbstsicherheit*.

Ich sah aus dem Fenster. Es hatte geregnet, vereinzelt tröpfelte es noch nach. Die grauen Wolken waren weitergezogen und der Himmel schien in einem lichten Ton. Ich fühlte, dass sich in den vergangenen Wochen etwas Gewaltiges verändert hatte. Als ob ein Gefäß in mir, das ich lange zusammengehalten hatte, zerbrochen war, aber nicht, um einfach kaputtzugehen, sondern um neu zusammengesetzt zu werden. An einigen Punkten in den vorangegangenen zwei Jahren hatte ich wirklich geglaubt, dass die DP mir alles geraubt hatte. Aber die Lebenskraft, die ich in mir hatte, war stärker. Entgegen meiner Befürchtung war die DP nicht der Vorhof zum völligen Kontrollverlust gewesen. Sie war der Vorhof zum Leben.

Weil ich mich nach dem Geruch sehnte, den die Natur bei diesem Wetter ausströmt, nach Erde und nassem Holz, öffnete ich das Fenster. Abendluft drang ins Zimmer. Haarfeine Tropfen nieselten auf mich herab und in den Wipfeln der Bäume erklang das jubilierendste Vogelkonzert, das ich je gehört hatte. Ich lauschte und lächelte – die Vögel sangen auch bei Regen.

Vogelflug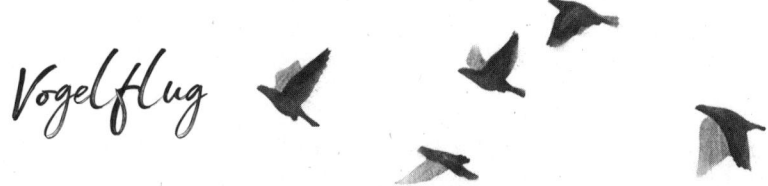

Ich glaube, dass das Leben uns Aufgaben zuspielt. Dass wir immer wieder vor ähnlichen Herausforderungen stehen, als eine Art Test, ob wir wieder in das alte Muster fallen oder ob wir etwas gelernt haben und uns auf das nächste Level begeben können.

Als ich in die Klinik ging, hatte ich bereits ein Dreivierteljahr allein gelebt. Ich hatte mich daran gewöhnt, allein einzuschlafen und aufzuwachen, ich sah den Pärchen auf der Straße nicht mehr hinterher. Dann traf ich in Mainz auf einen Mann. Ich war in die Klinik gegangen, um zu heilen – eine Begegnung mit der Liebe hatte ich nicht erwartet. Und doch war sie genau das, was ich auf meinem Heilungsweg brauchte.

In meiner ersten Woche in der Klinik war er mein Pate gewesen, hatte mich rumgeführt und mir alles gezeigt, hatte Witze gemacht, um mir die Anspannung zu nehmen, und mir erzählt, dass die Zimmer, die Richtung Süden zeigten, die besten waren, weil man abends zum Einschlafen bei günstigem Wind das leise Gebimmel der Glöckchen hören konnte, die die Schafe auf der angrenzenden Weide um ihre Hälse trugen. Er hatte zwei Arten zu lächeln. Eine, die nur an der Oberfläche stattfand, geschäftig, fast pflichtbewusst. Er arbeitete als Personaler und professionelle Freundlichkeit war Teil seiner Arbeit. Diese Art zu lächeln gelang ihm mühelos. Wie von selbst stellte sie sich auf seinem Gesicht ein, sobald er jemandem zuhörte, und strahlte genau die Ruhe und Verbindlichkeit aus, die sein Gegenüber brauchte. Und dann gab es dieses andere Lächeln, eines, das tiefer ging. Das manchmal aufblitzte und seine Augen miteinbezog. Tiefblau, eine Welle, die durch seine Iris schwappte, ungeheuer lebendig und anziehend. So lachte er, wenn er mit den Pfleger*innen scherzte, und manchmal, wenn wir mit den anderen abends zusammensaßen und Gesellschaftsspiele spielten. An meinem ersten Tag in der Klinik hatte ich ihn beobachtet und mich bei dem Wunsch ertappt, dass dieses blaue Leuchten einmal mir gelten würde. Und ich schaffte es, es war gar nicht so schwer. Plötzlich war das Blau auch sichtbar, wenn er mit mir sprach, wenn wir uns zulächelten, wenn ich ihn aufzog, nach einem verständnisvollen Nicken, in kleinen Momenten wachsender Vertrautheit.

Irgendwann, zwischen den Therapiestunden und den Abendessen, bemerkten wir, dass wir begonnen hatten, umeinander zu kreisen. Sich während eines intensiven Therapieprozesses zu verlieben, ist nicht ungewöhnlich. Die üblichen Schutzmechanismen fallen weg. Da ist keine Zeit für Posen und Fassaden, da sieht man sich gegenseitig weinen und zusammenbrechen und anschließend neu und stärker wieder aufstehen. In kurzer Zeit kann eine enorme emotionale Tiefe entstehen. Das macht solche Begegnungen besonders intensiv, oft aber auch besonders schmerzhaft.

Für uns beide war der Kliniksommer eine Zeit des Erwachens. Lange hatten wir uns hinter unseren Abwehrmechanismen versteckt, waren unseren Gefühlen ausgewichen. Im quittengelb gestrichenen Schutzraum der Klinik deckten wir auf, was sich wirklich in uns befand. Das Ausmaß an Lebendigkeit, das zeitgleich damit spürbar wurde, war erschütternd. So also konnte man leben! So viel war möglich! Wenn wir unser Therapiepensum für den Tag erfüllt hatten, nahmen wir uns eine der Wolldecken mit Klinikemblem aus dem Schrank, trugen uns ins Ausgangsbuch ein und kletterten über die Straßenbahnschienen, um zu der nahe gelegenen Schafswiese zu kommen. Arm in Arm lagen wir da, im Schatten der Akazienbäume, voneinander und dem neuen Gefühl der Freiheit hingerissen. So unglaublich nah wir uns waren, so bitter war es gleichzeitig – denn dieser Mann war nicht frei. Obwohl unsere Gefühle füreinander echt und tief waren, gab es keine Aussicht auf eine gemeinsame Zukunft. Er war in einem anderen Leben verhaftet, hatte seinen Lebensmittelpunkt sogar in einem anderen Land. Unsere gemeinsame Zeit untermalte ein Lied aus der Tanztherapie, *Alegría* vom Cirque du Soleil. Die heisere Stimme der Sängerin, die über die Freude und den Schmerz des Lebens singt, hallte über die Wiese und für ein paar Augenblicke träumten wir von einem anderen möglichen Leben, vielleicht, irgendwann.

Schließlich endete seine Therapie und er verließ die Klinik früher als ich. Es wurde ein Abschiednehmen auf Raten. An den ersten Wochenenden nach seiner Entlassung kam er mich besuchen, berufliche Termine hielten ihn noch eine Weile in Deutschland. Die Nachmittage mit ihm waren kleine Auszeiten vom Klinikalltag, letzte Inseln von Glück, bevor uns der endgültige Abschied bevorstand. Wenn er mich nach den gemeinsamen Stunden zurück auf die Station brachte, tat er es sanft. Er ging nie, wenn ich nur noch Rotz und Verzweiflung war. Stattdessen blieb er, bis der Schmerz seinen Höhepunkt überschritten hatte und ich wieder atmen konnte. Er sorgte dafür, dass jemand bei mir war, wenn er ging. Es war ihm nicht egal, dass ich litt, und er nannte mich nie hysterisch.

Vier Wochen nachdem er die Station verlassen hatte, näherte sich der Tag seines Rückflugs. Tausende Kilometer würden uns künftig voneinander trennen und jedes Mal, wenn ich daran dachte, sank ein Gewicht in meinem Herzen tiefer und tiefer. Mit seiner Rückreise rückte auch das Ende meiner Klinikzeit in greifbare Nähe. Ich fühlte mich nicht bereit. Ich hatte keine Ahnung, wo ich zukünftig leben wollte. Berlin? Wiesbaden? Hildesheim? Würden Menschen um mich sein? Oder würde die gewohnte Einsamkeit mich wieder in ihre kalten Arme nehmen? Als er mich zum letzten Mal besuchen kam, lagen wir so lange auf unserer Decke auf der Wiese, bis die Sterne über uns aufgingen. Ich erzählte ihm von der Zeit in Berlin, von dem Abend, an dem ich mich beim Anblick des nächtlichen Himmels so unendlich verloren gefühlt hatte.

»Was mache ich, wenn das einfach immer so weitergeht?«, fragte ich ihn. »Was, wenn ich einfach kein Zuhause mehr finde? Wenn es einfach nie wieder einen Ort gibt, an den ich gehöre?«

Er schüttelte den Kopf.

»Nein, nein, nein«, sagte er und seine Stimme klang so unerschütterlich dabei, als würde er keine Prognose für die Zukunft abgeben, sondern aus einer Enzyklopädie vorlesen. »Das wird nicht passieren, Kea. Du hast einen Platz im Universum. Ich kann das ganz klar sehen.«

Ich zuckte mit den Schultern und seufzte.

»Ich weiß nicht. Ich sehe gar nichts.«

Er stütze sich auf seinen Ellenbogen und drehte mein Gesicht so, dass ich ihn anschauen konnte.

»Kea. Ich habe noch nie eine Seele getroffen, die so viel Wärme hat, die so echt ist wie deine. Du wirkst überall, wo du bist. Egal, wo du wohnst, und egal, wie allein du dich manchmal fühlst.«

Ich schluckte. Ich wollte das ja glauben. Dass es einen größeren, einen guten Plan für mich gab. Aber ich wusste nicht, woher ich noch die Kraft dafür nehmen sollte.

»Wirklich«, sagte er leise. »Ich weiß, du fühlst dich wie ein Blatt, das lose herumweht. Aber für die Menschen, denen du auf deinem Weg begegnest, ist es genau richtig so. Genau dafür hat das alles einen Sinn.«

Er nahm mich in den Arm. Mein Herz fühlte sich wund an bei dem Gedanken, ihn gehen lassen zu müssen. Ich wollte nicht zurück auf die Station, ich wollte nicht zurück in mein altes Leben, aber vor allem wollte ich nicht weg von ihm, von dem Gefühl von Zuversicht, das mich durchströmte, wenn er bei mir war. Wir sprachen nicht mehr viel. Hin und wieder bimmelten leise die Glocken der Schafe.

Später brachte ich ihn zum Auto. Bevor er einstieg, tauschten wir unsere Schlüsselanhänger. So würden wir täglich etwas in der Hand haben, das uns aneinander erinnerte.

Als er abgereist war, wurde mir klar, dass der Kliniksommer nun unwiederbringlich vorbei war. Die Therapeut*innen sprachen von meinem Entlassungsdatum und auf der Station zogen jeden Tag neue Gesichter ein. Ich wollte nicht gehen. Für das Leben da draußen, für das Gefühl von Verlorenheit war ich noch nicht gerüstet. Als ich die Kleider von den Bügeln nahm und in meinem Koffer verstaute, überkam mich die Angst vor der Zukunft in heftigen Schüben.

Abends schaltete jemand im Gruppenraum eine Dokumentation über das Wattenmeer ein. Meine Mitpatient*innen rutschten ein Stück zur Seite und ich zwängte mich in eine Lücke aufs Sofa.

Ich war schläfrig. Angst zu haben machte müde. Ich spürte die Wärme der Körper neben mir, und die durchgesessene Couch mit den vertraut gewordenen Menschen kam mir vor wie ein Nest, ein Kokon, in den ich mich für immer verkriechen wollte und von dem ich doch so genau wusste, dass ich ihn in einigen Tagen verlassen musste. Auf dem Fernsehbildschirm deutete ein windzerzauster Biologe im quietschgelben Anorak auf eine Wasserstraße im Schlick.

»Das hier ist ein Priel. Bei Ebbe ist das nur ein kleines Rinnsal.« Er steckte prüfend seine Finger in den Boden. »Ein paar Zentimeter hoch vielleicht, sehen Sie? Aber wenn das Wasser ins Watt kommt, dann kann er in wenigen Minuten zu einem veritablen Fluss anschwellen.«

Die Kamera schwenkte auf den Horizont, wo ein silberner Streifen Wasser in der Sonne auf einmal bedrohlich glitzerte.

»Jedes Jahr sterben Menschen darin. Das Wasser an sich ist nicht das Problem, nur die Geschwindigkeit, mit der es ansteigt. Selbst für geübte Schwimmer wird das zum Problem!«

Der Biologe watete weiter durch den Schlamm, seine Gummistiefel machten schmatzende Geräusche, und ich fühlte, wie der Schlaf schwer an mir zerrte. Meine Lider flackerten. Vielleicht, dachte ich, bevor ich langsam eindöste, war diese ganze Borderline-Geschichte auch so ein Problem zu schnell steigender Wasserstände. Egal, wie gut man schwimmen konnte, wenn man nicht aufpasste, konnte man darin einfach ertrinken.

Ich hatte es kommen sehen, ich konnte es trotzdem nicht verhindern: Am Abend vor meiner geplanten Entlassung rutschte ich in eine akute Borderline-Krise. Ich kratzte mir die Arme blutig, nur mit Mühe konnte ich mich davon abhalten, mich stärker zu verletzen. Die diensthabende Ärztin wurde gerufen. Ich saß auf meinem Krankenhausbett, ballte die Hände zu Fäusten und fragte: »Warum? Warum hört es nicht einfach eines Tages auf? Warum ist es immer wieder so, egal, wie heftig ich strampele, warum kann ich mich nicht ganz normal verabschieden, warum fühlt es sich jedes Mal an wie die Hölle und für immer, warum?«

Statt nach Hause zu gehen, wechselte ich beinahe nahtlos von der Station in die angegliederte Tagesklinik. Die Therapeuten machten Suizidgedanken-Notfallpläne mit mir. In der Ergotherapie grub ich meine Finger in einen weichen Berg Ton, bis er fast nur noch aus Hohlräumen zu bestehen schien.

An den Wochenenden übernachtete ich bei Jakob. Zum Abschied hatten mir meine ehemaligen Mitpatient*innen einen LED-Stern geschenkt. Er leuchtete neben mir, wenn ich nachts auf Jakobs Couch lag und nicht schlafen konnte. Der Wald, den ich durchs Fenster sah, war kein Ort des Trostes mehr, es war nur noch der Ort, an dem ich sterben wollte. Das Team der Tagesklinik bemühte sich darum, mich zu stabilisieren.

»Sie brauchen eine Perspektive für die Zukunft«, sagte der behandelnde Psychologe, und ich nickte stumm.

Ich hatte immer gedacht, dass sich irgendwann eine meiner Optionen wirklich richtig anfühlen würde. Aber das passierte nicht. Also war ich gezwungen, die Variante auszuwählen, die am vernünftigsten klang. Weiter zu versuchen, in Berlin Fuß zu fassen, dafür fehlte mir die Kraft. Die große Stadt an der Spree hatte mich ausgelaugt. Ich entschied mich für ein schrittweises Modell: zunächst ein Umzug nach Hildesheim. Endlich Schluss mit der Pendelei. Der körperliche und finanzielle Druck, der damit einherging, musste aufhören. Hildesheim wollte ich ein oder zwei Semester lang testen – taugte es mir als vorläufiger Lebensmittelpunkt, konnte ich dort genug Heimat finden, bevor ich nach absolviertem Studium endlich zurück in die Herzensheimat, den Taunus, ziehen konnte? Die Chancen dafür standen nicht schlecht – weg von Berlins unendlichen Möglichkeiten, hinein in den Mikrokosmos eines Städtchens, in dem es vieles genau einmal gab: eine Stadtmitte. Eine Bibliothek. Ein hippes Café.

Die Zelte in Berlin wieder abzubrechen, das hatte sich für mich lange nach Versagen angefühlt. Ich wollte nicht an der großen Stadt gescheitert sein, dem Ort, von dem alle träumten. Über Jahre hatte ich an der Überzeugung festgehalten, dass mich Berlin zu einer Autorin machen würde, der man zuhörte. Erst in Mainz begriff ich, dass ich überall leben und schreiben konnte. Dass mich der Ruf einer Stadt nicht zu einer Schriftstellerin machte. Vielleicht brauchte ich, um mir näherzukommen, gerade das Kleine, das Provinzielle – zumindest für den Augenblick. Ich hatte es mir lange genug schwer gemacht.

Nachdem die Entscheidung gefallen war, nach Niedersachsen zu ziehen, klärte sich mein Blick. Der Wald verlor seine Schatten, mein Lachen war wieder echter, die Tage verlangten nicht mehr ständig nach einer Rechtfertigung. Nach vier Wochen schlugen mir die Therapeut*innen eine weitere Verlängerung meines Aufenthaltes vor, aber ich lehnte ab. Ich musste wissen, ob ich mit dem, was ich in den vergangenen Monaten gelernt hatte, schwimmen konnte. Und das konnte ich nicht im Planschbecken testen.

Mitte November stieg ich an einem kühlen Samstag schließlich in den Zug nach Berlin. Die Reihen im Wagen waren dicht besetzt.

Meine Nerven waren so angespannt, dass ich jede Berührung fürchtete. Allein wenn ein Sitznachbar mich mit seinem Mantel gestreift hätte, es hätte meine Brust zum Bersten gebracht. Weil ich die Nähe anderer nicht ertragen konnte, weil die Angst frei in mir zirkulierte, verzichtete ich auf einen Sitzplatz, hockte mich neben meinen Koffer auf den Gang. Durch das Fenster in der Tür sah ich ein kleines Stück Himmel, ab und zu einen Vogelschwarm, vorbeifliegende Masten. Zwischen Braunschweig und Wolfsburg verschluckte uns die Dunkelheit.

Nach sechshundert Kilometern Fahrt setzte ich meinen Fuß das erste Mal seit vier Monaten wieder auf Berliner Boden. Durch den Bahnhof zog ein scharfer Wind. Lautsprecherdurchsagen dröhnten über den Bahnsteig, Lichter blendeten mich. Links und rechts schoben sich die Menschen zu dicht an mir vorbei. Die DP war sofort am Anschlag. Am liebsten wäre ich in den nächstbesten Zug zurück gestiegen. Zurück zu Jakob, zu Yvonne, zurück in den schützenden Hort der Klinik. Aber für das neue Leben, das ich plante, musste ich noch ein letztes Mal meine Kräfte zusammenhalten. Ich zog meinen Koffer über die Metallzähne der Rolltreppenstufen, visierte die Straßenbahnhaltestelle an. Noch ein Mal stark sein. Nur für ein paar Wochen. Noch ein Mal, bevor ich mich in einem bequemeren Leben zurücklehnen konnte.

Das erste Wochenende war das kritischste. Yvonne schaltete sich per Video zu. *Digital übernachten* nannten wir das. Auf meinem Nachttisch stand das Laptop, auf dem Bildschirm flackerte die ganze Nacht ein leicht verschwommenes Bild ihres Schlafzimmers mit der kleinen Leuchte über dem Bett. Wenn ich nachts aufwachte, sah ich ihre Silhouette unter der Decke liegen.

Wusste, dass ich nicht das einzige atmende Wesen auf der Welt war. Morgens frühstückten wir gemeinsam, sie schmierte Brote mit weicher Kruste für ihre Tochter, ich aß Porridge, weil das so gut rutschte.

»Nur einpacken«, sagte Yvonne, wenn Berlin mir wieder einmal gefährlich nahkam, wenn ich das Gefühl hatte, dass die Zeit nicht verging und ich mich in den Straßen fühlte wie am Asphalt festgeklebt. »Nur einpacken, du bist nicht gekommen, um zu bleiben, nur um umzudrehen.«

In den Wochen in Berlin erkannte ich, dass meine Hoffnung auf längere, ruhige Phasen, auf andauernde Stabilität vorerst nicht erfüllt wurde. Aber ich hatte aus der Klinik drei wertvolle Werkzeuge mitgenommen, die mir dabei halfen, mit den in unregelmäßigen Abständen aufflackernden Suizidgedanken besser umzugehen. Zunächst einmal war das die Akzeptanz der Tatsache, dass sie da waren: Den Widerstand aufzugeben, nicht mehr dagegen anzukämpfen, zu sein, wie man aktuell ist, kann ungeheuer heilsam sein. Erst wenn wir akzeptieren, wer wir sind, können wir Strategien entwickeln, mit diesem Stand der Dinge umzugehen. Es ist wichtig, ihn nicht zu ignorieren, sondern einen Umgang mit ihm zu finden, einen Plan zu haben. So wie man einen Plan machen kann für den Fall, dass man sich den Arm bricht und eine Zeit lang nicht selber schreiben, sich waschen oder kochen kann, so habe ich einen Plan für die Tage, an denen ich nicht leben will.

Das zweite hilfreiche Tool im Umgang mit Borderline-Krisen und anderen akuten emotionalen Ausnahmezuständen: einen Anker suchen. Einen Anker zu suchen meint, etwas Konkretes zu finden, auf das ich hoffen kann. Hoffnung ist die Medizin gegen suizidale Gedanken. Diese Hoffnung kann in jeder Krise anders aussehen. In meinem Fall ist es meistens ein Notfalltermin bei meiner Therapeutin. Oder bei einem Krisendienst. Wenn gar nichts anderes zur Verfügung steht, kann es auch einfach die Sprechstunde bei der Hausärztin oder dem Hausarzt sein. Dieses Ereignis trage ich in meinen Kalender ein oder hänge mir einen Zettel an die Wand. Manchmal kann es auch eine Unterstützung sein, sich die Adresse der nächsten psychiatrischen Notfallambulanz aufzuschreiben und auf den Nachttisch zu legen. Wichtig ist, dass der Kopf das Signal empfängt: Bevor es ganz schlimm wird, kann ich noch diesen einen Schritt unternehmen. Der menschliche Geist braucht die Gewissheit, dass er noch Möglichkeiten hat, dass es noch Dinge gibt, die er versuchen kann, bevor er endgültig aufgibt. Zu wissen, wenn es wirklich hart auf hart kommt, kann ich mich an eine Notfallambulanz wenden und die Adresse einem Taxifahrer oder einer Freundin in die Hand drücken, das kann genau der Hering im Boden sein, der das Zelt im Sturm noch aufrecht hält. Niemand möchte gerne in einer psychiatrischen Notfallambulanz vorstellig werden, aber im Ernstfall ist es immer noch die beste Idee. Auch wenn man denkt, es wäre das Ende, wenn man »da landet«. Man landet dort nicht für immer. Man landet dort so lange, bis es draußen wieder sicher ist, bis der Sturm sich gelegt hat und man wieder in der Lage ist, sein Leben wirklich zu überblicken. Die akute Krise macht das unmöglich, sie legt der Seele Scheuklappen an. Deshalb gilt: irgendwie durchhalten, bis sich das Wetter ändert und wir wieder erkennen können, dass es sehr wohl Gründe gibt, Hoffnung für uns zu haben. Mit anderen laut über die lebensmüden Gedanken zu sprechen hilft. Im Gespräch ist eine neue Distanz zu den eigenen Gedanken möglich – und wir haben die Chance, zu merken, dass es zwar einen Teil in uns gibt, der des Lebens und der Schmerzen überdrüssig ist, aber dass dieser Teil längst nicht alles ist, was wir sind und wollen.

Der letzte Punkt meiner Top-3-Tools im Umgang mit Suizidgedanken: eine wirklich kleine Aufgabe erledigen. Mitten im Orkan, wenn meine Gedanken in meinem Kopf nur noch wie im Flipperautomaten zwischen den verschiedenen Punkten der Verzweiflung hin und her springen, beschert mir das die entscheidende Beruhigung: die Katzen füttern. Etwas Kochen. (Ein einfaches Rezept! Rührreier. Pellkartoffeln. Im Notfall auch Müsli.) Ein Fenster putzen. (Wirklich nur eines, nicht gleich die ganze Wohnung.) Einem Nachbarn helfen, die Couch zum Sperrmüll zu tragen. Die Aufgabe muss klein sein, darf nicht länger dauern als eine Viertelstunde und sollte einen klar definierten Anfang und ein festgelegtes Ende haben. Wir können auch eine gute Freundin bitten, mit uns gemeinsam eine Liste mit kleinen Aufgaben vorzubereiten. Im Notfall können wir uns dann Vorschläge für einfache Tätigkeiten schicken lassen – und haben zugleich jemanden darüber informiert, dass wir uns in einer Krise befinden. Der Sinn dieser kleinen Aufgaben ist, uns wieder mit der Realität zu verbinden. Die Aufgaben zeigen uns, dass wir, auch wenn wir diese anstrengende Erkrankung haben, sehr wohl Dinge erledigen können und dass es doch Teilbereiche gibt, in denen wir unseren Emotionen nicht vollkommen ausgeliefert sind. Mich hat schon das Zubereiten von Kartoffelsalat gerettet. Es ist die Wucht der Borderline-Verzweiflung, die uns sagt: *Es ist nichts mehr möglich!* Diese Überzeugung können wir mit der Erledigung kleiner Aufgaben hinterfragen. Etwas Kleines ist möglich. Vielleicht dann doch auch noch mehr?

Während ich mich darum bemühte, immer nur einen Tag nach dem anderen zu bewältigen und mich von der Angst vor der Zukunft nicht einschüchtern zu lassen, kamen Freund*innen vorbei und halfen mir beim Packen. Ich entrümpelte den Keller, verkaufte alles, was noch Wert besaß. Die Balkonmöbel, die großen Bilderrahmen, das drei Meter breite Sideboard aus dem Wiesbadener Wohnzimmer, das seit zwei Jahren im Keller stand. Ich inserierte es in den Kleinanzeigen und bezahlte vom Erlös die Halteverbotsschilder für den Umzug und den Mann, der den restlichen Hausrat zur Müllentsorgung brachte. Ich sagte dem See Adieu und dem Gemüsehändler und dem Fußballplatz hinter meinem Haus, auf den ich im Sommer manchmal durch ein Loch im Zaun geklettert war, um rücklings auf dem noch warmen Boden zu liegen und in den Himmel zu gucken. Die Nachbarin bedauerte meinen Auszug so heftig, als hätten wir in den letzten zwei Jahren eine innige Freundschaft entwickelt.

Die letzte Nacht in Berlin schlief ich auf einer Matratze am Boden, genau wie in meiner ersten. Dann kam der Umzugstransporter mit zwei Helfern, die beide Thomas hießen. Sie luden den Lkw voll, als Letztes trug ich meine alte Schreibmaschine aus der Wohnung. Es war der erste Umzug, bei dem ich nicht weinte.

Jakob war gekommen, um die Katzen und mich sicher in das neue Zuhause zu bringen, und es tat gut, dass er bei diesem Übergang in einen neuen Lebensabschnitt dabei war. Bei strahlendem Sonnenschein fuhren wir dem Umzugswagen hinterher bis zu dem kleinen Fachwerkhaus in Hildesheim, meinem neuen Zuhause: eine WG im Puppenhäuschen, warm, lebendig und mit Mitbewohner*innen, die sich auf meine Ankunft freuten. Thomas und Thomas luden die Kartons aus. Mein Sofa und die Waschmaschine hievten sie durchs Fenster, weil die Türen des jahrhundertealten Hauses für modernes Mobiliar zu schmal waren. Als Jakob sich auf den Heimweg gemacht und die Katzen ihre Beobachterposten auf der Fensterbank bezogen hatten, klebte ich ein Schild mit meinem Namen an die Tür, neben die Schilder der anderen. Jetzt war es offiziell. Ich wohnte in Hildesheim.

Die kleine Stadt tat mir gut. Sie bot einen Rahmen, in dem ich mich bewegen konnte, ohne mich permanent zu überanstrengen. Alles, was ich bei Google Maps eingab, war maximal zwanzig Minuten zu Fuß entfernt. Natürlich gibt es Borderline-Krisen auch in Fachwerkhäuschen. Aber es gibt eben auch Geselligkeit. Spontane WG-Abende in der Küche, an denen jede von uns alle zehn Minuten beteuerte, dass sie gleich ins Bett gehen würde, aber niemand vom Tisch aufstand. In der Anrufliste meines Telefons tauchten neue Namen auf, ich verabredete mich zum Spazierengehen und zum Treffen in dem kleinen Café am Ende der Straße mit der besten hausgemachten heißen Schokolade.

Die Arbeit am Buch ging rasch voran. Ich hatte Ideen für meine Selbstständigkeit, plante meine neue Website, einen eigenen Onlineschreibkurs. Es war nicht alles gut, aber vieles war richtig.

»Glaubst du, dass du jemals ganz gesund sein wirst?«, fragte mich eine Followerin auf Instagram. Ich hatte darauf keine Antwort. Ich hatte mir aber auch die Frage lange nicht mehr gestellt. Kann man die Unterteilung in »krank« und »gesund« überhaupt so trennscharf vornehmen?

Die menschliche Seele ist komplexer als der ICD-10-Katalog, das internationale Klassifikationssystem, das psychischen Erkrankungen bestimmte Kennziffern gibt. Um zu entscheiden, welche Therapie am besten helfen kann, sind Diagnosen eine großartige Sache – um einen Menschen als Ganzes zu erfassen, ein viel zu grobes Raster. Seelische Gesundheit scheint mir vielmehr ein fortlaufender Prozess zu sein, Heilung kein Istzustand, kein Plateau, das zu erreichen ist, sondern ein stetiges Ausbalancieren. Jeden Tag gilt es, wieder neu zu schauen, was gerade passt und nötig ist. Und das ist okay und weniger dramatisch, als ich lange gedacht habe. Vielleicht müssen wir, die seelisch Versehrten, gar nicht so dicht an die Normalität heranrücken, sondern im Gegenteil sie ein bisschen mehr an uns.

Während ich mich langsam an die Geräusche und Schatten im WG-Haus gewöhnte, während ich lernte, wo ich nachts im Dunkeln nach dem Lichtschalter tasten musste und dass es besser war, im Rahmen der Küchentür den Kopf einzuziehen, wechselte das Jahr seinen Namen. Kurz nach Silvester hängte ich die ersten Bilder auf und bohrte Löcher in die Wände. Ich suchte und fand keinen Therapieplatz, weil sämtliche Therapeut*innen ausgebucht waren. Tagsüber schrieb ich, nachts legte ich mich in ein Bett, das Sicherheit ausstrahlte und das ich mit meinen Katzen teilte.

Was mich bei all dem begleitete wie ein feiner, hoher Ton, ein Summen in der Luft, war die Traurigkeit, die der Abschied von dem Mann, in den ich mich im Sommer verliebt hatte, hervorgerufen hatte. Wir telefonierten hier und da, wir schrieben Nachrichten. Ich pendelte zwischen Hoffnung und Ernüchterung hin und her. Wenn wir miteinander sprachen, waren seine Stimme, seine Worte manchmal so warm, wie ich sie in Erinnerung hatte, dann wieder gezähmt von Angst und einem anderen Leben, in dem er jetzt steckte, das ich nicht kannte. Und auch wenn die Zeit ihre weiche Wolldecke über die Erinnerungen breitet, die Geräusche und Gerüche schluckt, manches bleibt lebendig, und dass es nicht mehr aus der Vergangenheit zurückzuholen ist, das tut weh, jeden Tag. Wo ich stand und ging, legten sich Bilder wie Diafotos über die Gegenwart, gemeinsam geträumte Bilder von einem Haus mit Garten und einer Schaukel in den ausladenden Ästen einer Linde. Und dann saß ich lange am Küchentisch vor einem längst geleerten Teller, bewegungslos, und weinte.

Nachdem einige Wochen verstrichen waren, begann ich mich zu fragen, warum die Traurigkeit nicht vorüberging, warum ich darin festhing wie in einer nicht enden wollenden Schleife. Egal, wie viel ich weinte, an ihrer Intensität änderte sich nichts. Immer wieder nahm ich mir Zeit, setzte mich hin und gab mir alle Mühe, sie zu durchfühlen, wie wir es in der Klinik geübt hatten. Aber es brachte keine Erleichterung. Was machte ich falsch? Im KEN-Programm hatte es doch geheißen, dass Traurigkeit nicht schlimmer wurde, wenn wir ihr nachgaben, sondern dass sie zu Trost und Heilung führte. Ein Blick ins Programm lieferte mir den entscheidenden Hinweis: Auch Gefühle können, und das ist wirklich tückisch, ein Abwehrmechanismus sein. Man muss zwischen zwei Sorten von Gefühlen unterscheiden: Kerngefühlen und Abwehrgefühlen. Aber woran erkennt man, ob eine Emotion nur ein Ablenkungsmanöver von darunterliegenden Gefühlen ist? Handelt es sich bei dem Gefühl, dem wir nachspüren, nicht um das wirkliche Kerngefühl, stellt sich keine Veränderung oder Erleichterung ein. Die Grundemotionen, die unserer Aufmerksamkeit bedürfen, haben immer eine Bewegung. In ihnen bleiben wir nicht stecken, sie strömen durch uns hindurch, haben einen Anfang, einen Höhepunkt und ein Ende. Wenn wir sie ganz durchfühlen, bringen sie uns an einen besseren emotionalen Ort. Abwehrgefühle tun das nicht. In ihnen bleiben wir buchstäblich hängen.

Erst als ich unter die Traurigkeit tauchte, kamen die Dinge in Bewegung. Unter der Traurigkeit fand ich plötzlich eine ganze Menge Energie, eine Welle von Hitze und Anspannung in meinen Muskeln, eine Aktivierungsenergie, die mich finden ließ, was ich lange nicht hatte fühlen können: Wut. Erst als ich die Wut zuließ, war ich in der Lage, die Situation richtig zu erfassen.

Als ich an meinem 35. Geburtstag die Augen aufschlug, erwachte ich in einen Moment völliger Klarheit hinein. Ich lag auf meinem Kissen, starrte an die Decke und in mir stieg die Frage auf: Was tat ich da eigentlich? Seit sieben Monaten wartete ich auf einen Mann, der ganz offensichtlich der Mann einer anderen war. War das alles, was ich mir zugestand? War das die Liebe, die ich mir wünschte? Jemand, der mir sagte, dass er sich unfassbar in mich verliebt hatte, aber sich nicht für ein Leben mit mir entscheiden konnte? Wollte ich weiterhin diese Frau sein, die dazu geduldig nickte und wartete? Die Antwort lautete: nein.

Und dann tat ich das allererste Mal in meinem Leben das, was gesund war: Ich stellte meine eigenen Bedingungen. Ich setzte mich im Bett auf und schickte eine Nachricht an ihn, in der ich ihn wissen ließ, dass ich nur dann wieder von ihm hören wollte, falls er irgendwann frei sein sollte. Ich konnte und ich wollte nicht weiter auf Stand-by leben, weil ich auf einen Mann wartete, der womöglich niemals kam. Das Leben, das ich mir aufbauen wollte, brauchte mich. Endlich war ich bereit, die Hoffnung auf ihn aufzugeben, um die Frau zu werden, die ich sein wollte: stark genug, sich selbst zum Mittelpunkt ihres Lebens zu machen. Ich blieb nicht mehr um jeden Preis. Meine Liebe zu Männern hatte Grenzen bekommen, und zwar genau da, wo sie meine eigene Integrität, mein Herz und mein Wohlbefinden gefährdete. Ich war bereit, einen Schatz gehen zu lassen, der sich nicht heben ließ, um mir selbst neue Möglichkeiten einzuräumen. Es war gut, dass ich ihn so sehr liebte. Zum ersten Mal war es zu etwas nutze, dass mein Herz sich so sicher mit ihm gewesen war – wenn ich ihn loslassen konnte, dann nahm ich die Gewissheit mit, dass ich es auch in Zukunft können würde, wenn es notwendig wäre.

Nachdem ich die Nachricht abgeschickt hatte, überkam mich eine kurze und heftige Woge von Schuldgefühlen und Angst, ab jetzt für immer allein zu bleiben. Aber dann breitete sich plötzlich ein ganz anderes, noch ungewohntes Gefühl in mir aus: Vorfreude! Sie war das Gefühl, das die ganzen Monate über blockiert gewesen war. Sie war das nächste Level, das ich erreicht hatte, indem ich meine Wut gespürt hatte. Weil ich diesen Mann losgelassen hatte, hatte ich endlich die Hände frei für all das, was noch auf mich wartete. Auch wenn ich noch keine Ahnung hatte, was das sein würde – es war ein berauschendes Gefühl!

Was bei diesem Abschied ausblieb: der Selbsthass. Die Suizidgedanken. Der Selbstverletzungsdruck. Die Wut, die meine Seele bisher immer in Autoaggression oder Depression umgewandelt hatte, wechselte den Adressaten – ich schickte sie dorthin, wo sie hinmusste: zu einem Menschen, der kein klares Ja zu mir sagen konnte. Ich kümmerte mich um mich. Ich kaufte auf dem Wochenmarkt ein, kochte Suppen, die stundenlang auf dem Herd simmerten, ich machte lange Spaziergänge am Fluss. Im grünen Wasser spiegelten sich die Morgenwolken, meine Schritte griffen weit aus, der Kies knirschte unter meinen Schuhsohlen.

Ich hörte Meditationen für mehr Selbstliebe, beim Wäscheaufhängen, beim Katzenfüttern, beim Baden. Manchmal musste ich immer noch weinen, aber es waren Tränen aus Restbeständen, kein unerschöpflicher Quell. Und ich stellte fest, dass ich beides zugleich sein konnte: erwachsen und jung, traurig und fürsorglich, bedürftig und stark. Ich übernahm jetzt Verantwortung für beide Anteile, die erwachsene Kea und das kleine, vernachlässigte Mädchen.

Manchmal musste ich kurz innehalten und durchatmen, weil ich es kaum glauben konnte, dass es mir endlich gelungen war: Ich hatte mit dem alten Muster gebrochen. Ich musste nicht für immer die abhängige Frau sein, ich musste auch nicht in die Fußstapfen meiner Mutter treten. Es hatte sich für einen winzigen Moment angefühlt wie Sterben, aber jetzt fühlte es sich wie Leben an.

Fast drei Jahre nach dem Erdrutsch, den die Trennung von Jakob in Bewegung gesetzt hatte, kam der Boden zum Stehen. Die Sedimente hatten sich gesetzt, ich konnte die Dinge in Ruhe betrachten. Endlich einmal sah ich alles und nicht nur die nächsten zwei Meter vor mir. In der neu gefundenen Ruhe stellte ich deutliche Zusammenhänge fest zwischen meinem Zyklus und meinen depressiven Symptomen. Ich bemerkte, dass ihre Höhepunkte regelmäßig mit der zweiten Zyklushälfte zusammenfielen. PMDD, prämenstruelle Dysphorie oder prämenstruelle dysphorische Störung (PMDS) nennt das die Medizin – die Hormone zwischen Eisprung und Periode sorgen für einen rapiden und heftigen Stimmungsabfall. Abhilfe oder zumindest Linderung kann die Einnahme eines Vitamin-B-Komplexes schaffen. Mir half die Einnahme der Tabletten so gut, dass ich den Übergang zwischen den verschiedenen Zyklusphasen viel entspannter erlebte. Auch die ganz dunklen Tage kurz vor der Periode fielen deutlich milder aus.

Das Buch nahm langsam Formen an. Ich genoss den neuen Rhythmus, das tägliche Schreiben, manchmal zu Hause, manchmal im Café oder in der Bibliothek. Die Arbeit am Buch war anstrengend, aber auf die denkbar beste Art. Und ich war auch nicht mehr allein mit meiner Leidenschaft. Helene, eine meiner Mitbewohnerinnen, studierte mit mir zusammen. Ich hatte sie vom ersten Tag an ins Herz geschlossen. Helene war eine Frau, die, als sie mir das erste Mal eine Wärmflasche machte, fragte, ob ich eine Luftausdrückerin oder Luftdrinlasserin sei. Aus dem Wohnzimmer im zweiten Stock unseres winzigen Häuschens machten wir unseren persönlichen *writers' room*. Tag für Tag saßen wir auf der durchgelegenen Matratze des Palettensofas, den niedrigen Tisch mit den Laptops auf Kniehöhe vor uns, die Heizung im Rücken. Wir hatten immer eine Tasse vor uns, Kaffee für Helene, Kräutertee für mich, und wenn wir eine Schreibpause machten, erzählten wir uns von den Männern, die wir schon geliebt, und den Büchern, die wir mehr als einmal gelesen hatten. Mein Leben, meine Finanzen, meine Gesundheit sahen alles andere als rosig aus, aber etwas war jetzt richtig, richtiger als die vielen Jahre zuvor. Der schale Geschmack von Reue war nicht mehr da. Manchmal suchte ich ihn noch, aber egal, wie sehr ich mich anstrengte, ich fand ihn nicht mehr.

Auf meinem Instagram-Profil mehrten sich Bilder von kleinen Gassen und ersten Kirschblüten. Das Leben fühlte sich reich an, verdichtet, der nahende Frühling griff mit seinen knospenbeladenen Zweigen nach mir. Ich hatte das Gefühl, dass ein

Knoten geplatzt war. Natürlich war ich nicht plötzlich geheilt. Ich hätte nicht sagen können, dass ich jetzt ein für alle Mal wusste, dass ich nie wieder in eine Krise geraten würde. Im Gegenteil, ich war mir sogar sicher, dass ich es tun würde. Reibung und Widerstand, Probleme und Ängste gehören dazu. Ein gänzlich glattes Leben wäre so ebenmäßig, dass es unbemerkt an uns herabgleiten würde wie ein Seidenstrumpf. Ein flüchtiges, schlichtes Werk, das unsere Haut streift, ohne dass sich hinterher irgendjemand an die genaue Farbe, einen Geruch oder eine Falte erinnern könnte.

Lebendigkeit ist nicht gleichzusetzen mit Makellosigkeit. Lebendigkeit ist der freie Fluss der Gefühle, mit und trotz allem, was er immer wieder ans Ufer spült. Es geht darum, ein bisschen loszulassen. Die Kontrolle zu haben mag hilfreich sein, wenn es um das Haushaltsbuch oder die Steuererklärung geht. Was unsere Gefühle betrifft, ist es kein Erfolg, sie eisern im Griff zu haben. Es geht darum, sich ihnen neugierig und offen zu nähern wie ein Kind, das auf eine Katze zugeht.

Wenn man mit diesem Blick durch die Welt geht, stellt man vielleicht an irgendeinem warmen Sommermorgen fest, dass ein neues Verhalten, auf das man lange hingearbeitet hat, zu etwas Selbstverständlichem geworden ist. Darauf darf man hoffen. Daran kann man arbeiten, in Therapien, mit sich selbst, im offenen Austausch mit anderen.

Und dann ist da noch etwas anderes am Werk, ein kleines Geheimnis, das das Leben für sich behält. Beim letzten Rest Magie, der uns auf eine neue Ebene hebt, lässt es sich nicht in die Karten schauen und entfaltet still und leise sein eigenes Wunder.

Epilog

Ich schreibe bei offenem Fenster. Die Geräusche der Straße sickern herein, Schritte, die vorbeigehen, schnell, langsam, das leichte Rauschen von Regen, Autoreifen auf nassem Pflaster. In der Glyzinie vorm Haus sitzen ein paar Vögel, schmettern ihr Lied aus voller Kehle in den Abend. Das Sommersemester steht in den Startlöchern. Ich sitze an meinem Schreibtisch, um mich herum meine Bücher bis unter die Decke meines kleinen, vollen Zimmers. Es ist nicht viel, nur meine Insel, von der ich geträumt habe, die ganz allein mir gehört. Vielleicht werde ich niemals das große Geld verdienen, vielleicht nicht einmal richtig »funktionstüchtig« sein, aber für meine Welt bin ich gerade genau richtig. Meine Füße hinterlassen Abdrücke auf den kalten Fliesen im Hausflur, das alte Haus erwärmt sich auch im Frühling nie auf mehr als 16 Grad. Jemand backt Kuchen. Der Geruch von Äpfeln, Zimt und geschmolzener Butter zieht aus der Küche in den Rest des Hauses. Schritte laufen die Treppen hinauf, das Holz der Stufen knarrt. Eine SMS lässt mein Handy vibrieren.

Gehen wir spazieren, über den Wall?

Ich tippe: *Ja, unbedingt.*

Ich klappe das Laptop zu, gehe hoch ins Bad, schaufele mir Wasser ins Gesicht.

Es tut so gut, dass die Dinge plötzlich leichter sind. So möglich. Manchmal reicht es offenbar, Aufgaben kleiner zu machen, um ein Gefühl von Selbstwirksamkeit wiederzubekommen. Ich trockne mir die Hände, lösche das Licht und schlüpfe in meine Schuhe. Endlich kann man wieder Turnschuhe tragen, ohne an den Knöcheln zu frieren. Aus der Schale im Flur fische ich meinen Schlüssel und ziehe die Haustür hinter mir zu. Das Pflaster auf der Straße glänzt vom letzten Regenschauer, die Amseln vertonen den Abend. Ich spüre, wie der Sommer vor uns liegt, unberührt, ein See mit glatter Oberfläche, ein weiterer Sommer, ein schöner, vielleicht. Ein paar Wolken treiben träge Richtung Stadtmitte, die Kirchenglocken läuten und in der Luft kommt mir etwas von Gott entgegen. Kurz schließe ich die Augen und laufe einige Meter blind, um den Moment intensiver zu spüren. Meine Jacke ist leicht, meine Schritte weit, da ist kein Gewicht, das mich nach unten zieht. Ich forme mit meinen Lippen ein tonloses *Danke*.

Als ich am Marktplatz entlanglaufe, erinnere ich mich daran, wie ich den Mann im Berliner Krisendienst gefragt hatte, wie man den Mut finden soll, trotz all der Angst zu leben. Vor einem gefühlten halben Jahrhundert war das, an diesem kalten Winterabend in der Hauptstadt. Ich habe ihn gefragt, ich erinnere mich nicht, was er darauf gesagt hat, aber das macht nichts, ich kenne die Antwort jetzt ohnehin. Man findet ihn nicht auf einmal. Man findet ihn immer nur einen Tag nach dem anderen.

Anmerkungen

1   Frost, Robert, Mountain Interval, 1916, Henry Holt & Company

2   Yesterday, Beatles, Urheber: Paul McCartney/John Lennon, Album: Help!, Erscheinungsjahr: 1965

3   Doris Wolf, Ängste verstehen und überwinden, PAL, 15. Auflage, 2001, S. 115

4   Gale Hansen, Minute 05:10-05:36, Youtube: An Interview with the cast of The Dead Poets Society 1989

5   Creep, Radiohead, Urheber: Albert Hammond/Mike Hazlewood, Album: Pablo Honey, Erscheinungsjahr: 1992

6   Matthias Michal, Depersonalisation und Derealisation Die Entfremdung überwinden, Kohlhammer, 2. und überarbeitete Auflage 2015, Seite 32

7   Bärbel Wardetzki, gehört und aufgeschrieben, Aus der WDR Doku: https://www.youtube.com/watch?v=xPUBuFqo9dU Minute 12:40–13:24

8   Bärbel Wardetzki, gehört und aufgeschrieben, Aus der WDR Doku: https://www.youtube.com/watch?v=xPUBuFqo9dU Minute 19:50–20:08

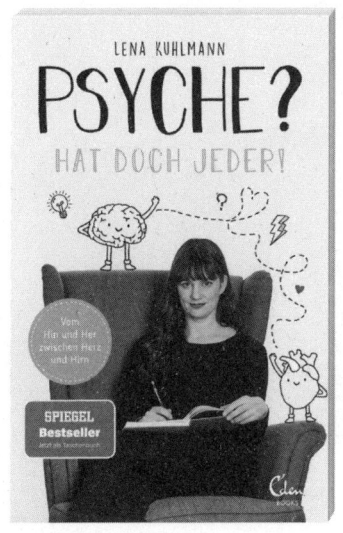

Lena Kuhlmann
PSYCHE? HAT DOCH JEDER!
Vom Hin und Her zwischen Herz und
Hirn – Wie man Depressionen besser
erkennt

256 Seiten | Taschenbuch |
12,5 × 19 cm
€ 9,95 (D) / € 10,30 (A)
Auch als E-Book erhältlich
ISBN: 978-3-95910-239-1

Depressionen, Panikattacken, Essstörungen – psychische Erkrankungen sind uns allen längst ein Begriff. Doch wie entsteht eigentlich ein seelisches Ungleichgewicht? Was ist dann zu tun und was ist das überhaupt genau – diese Psyche? Psychotherapeutin und Bloggerin Lena Kuhlmann räumt auf charmante Art und Weise mit Vorurteilen über psychische Krankheiten auf und berichtet, wie es in psychiatrischen Einrichtungen heute wirklich aussieht. Neben praktischen Tipps, um die Psyche in Schuss zu halten, gibt sie außerdem einen spannenden Einblick in ihre tägliche Arbeit.

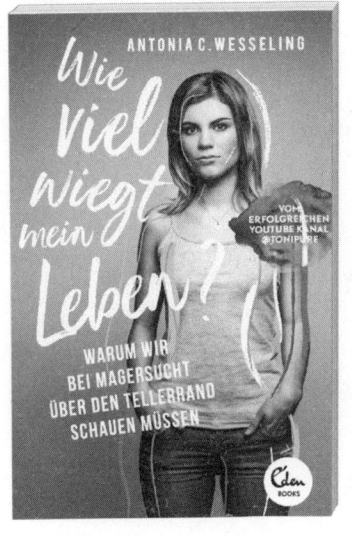

Antonia C. Wesseling
WIE VIEL WIEGT MEIN LEBEN?
Warum wir bei Magersucht über den
Tellerrand schauen müssen

256 Seiten | Klappenbroschur |
13,5 x 21 cm
€ 14,95 (D) / € 15,30 (A)
Auch als E-Book erhältlich
ISBN: 978-3-95910-288-9

Mit 14 Jahren stellt Antonia von heute auf morgen das Essen ein. Die Ärzte tun ihr Problem als vorübergehendes Pubertätsphänomen ab, bis sie eines Tages in der geschlossenen Psychiatrie landet. Diagnose: Magersucht. In den folgenden Jahren bestimmt die Erkrankung ihr Leben. Ihr Umfeld und sie selbst sind ratlos. Niemand versteht: Warum möchte sich ein ansonsten kerngesunder, fröhlicher Teenager zu Tode hungern?

Drei Klinikaufenthalte und mehrere ambulante Therapien helfen Antonia dabei, die Sprache ihrer Psyche zu entschlüsseln. Nach und nach durchschaut sie die Mechanismen, die hinter der Anorexia nervosa stecken, und erkennt: Es geht gar nicht ums Dünnsein. Die Ursachen für die gefährliche Essstörung liegen tiefer: Antonia ist unzufrieden mit sich selbst, fühlt sich zu laut, zu anstrengend, zu viel.

In ihrem Buch erzählt sie ihre persönliche Geschichte, räumt mit gängigen Klischees über Essstörungen auf, erklärt, warum die Magersucht ein Hilfeschrei der Psyche ist und reicht Betroffenen wertvolle Ratschläge.

Impressum

Kea von Garnier
Die Vögel singen auch bei Regen
Das Leben lieben trotz psychischer Erkrankungen
ISBN: 978-3-95910-254-4

Eden Books
Ein Verlag der Edel Germany GmbH
Copyright © 2020 Edel Germany GmbH, Neumühlen 17, 22763 Hamburg
www.edenbooks.de | www.edel.com
1. Auflage 2020

Einige der Personen im Text sind aus Gründen des Persönlichkeitsschutzes anonymisiert.

Projektkoordination: Juliane Noßack und Julia Gommel-Baharov
Lektorat: Meiken Endruweit
Umschlaggestaltung: Katja Vogt
Coverillustration: © Annie Sauvage
Autorinnenfoto: © Larissa Jacobsen
Layout und Satz: Datagrafix GSP GmbH, Berlin | www.datagrafix.com
Druck und Bindung: GGP Media GmbH, Pößneck

Printed in Germany

Dieses Buch ist auch als E-Book erhältlich.

Um die kulturelle Vielfalt zu erhalten, gibt es in Deutschland und in Österreich die gesetzliche Buchpreisbindung. Für Sie, liebe*r Leser*in, bedeutet dies, dass Ihr verlagsneues Buch überall dasselbe kostet, egal, ob Sie Ihre Bücher gern im Internet, in einer großen Buchfiliale oder der kleinen Buchhandlung um die Ecke kaufen.

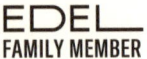

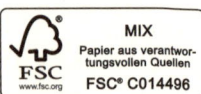